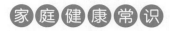
家庭健康常识

老花眼防治超图解

［日］日比野佐和子
［日］林田康隆 ◎主编

孟宇乐◎译

中国纺织出版社有限公司

图书在版编目（CIP）数据

老花眼防治超图解 ／（日）日比野佐和子，（日）林田康隆主编；孟宇乐译. -- 北京 ： 中国纺织出版社有限公司，2020.9

（家庭健康常识）

ISBN 978-7-5180-7284-2

Ⅰ.①老… Ⅱ.①日… ②林… ③孟… Ⅲ.①老视—防治—图解 Ⅳ.①R778.1-64

中国版本图书馆CIP数据核字（2020）第058620号

原文书名：図解 老眼をぐんぐん若返らせる！眼トレ＆回復法のすべて

原作者名：日比野佐和子；林田康隆

ZUKAI ROGAN WO GUNGUN WAKAGAERASERU! GAN–TORE & KAIFUKUHO NO SUBETE supervised by Sawako Hibino and Yasutaka Hayashida

Copyright© SAWAKO HIBINO・YASUTAKA HAYASHIDA 2017

All rights reserved.

Original Japanese edition published by Nitto Shoin Honsha Co., Ltd.

This Simplified Chinese language edition is published by arrangement with Nitto Shoin Honsha Co., Ltd., Tokyo in care of Tuttle–Mori Agency, Inc., Tokyo through Shinwon Agency Co., Beijing Representative Office.

本书中文简体版经 Nitto Shoin Honsha Co., Ltd. 授权，由中国纺织出版社有限公司独家出版发行。

本书内容未经出版者书面许可，不得以任何方式或任何手段复制、转载或刊登。

著作权合同登记号：图字：01-2020-2113

责任编辑：傅保娣　　责任校对：江思飞　　责任印制：王艳丽

中国纺织出版社有限公司出版发行

地址：北京市朝阳区百子湾东里 A407 号楼　邮政编码：100124

销售电话：010—67004422　传真：010—87155801

http: //www.c-textilep.com

中国纺织出版社天猫旗舰店

官方微博 http://weibo.com/2119887771

北京通天印刷有限责任公司印刷　各地新华书店经销

2020 年 9 月第 1 版第 1 次印刷

开本：880×1230　1/32　印张：6.5

字数：80 千字　定价：39.80 元

前 言

虽然我现在作为一名抗衰老医学"抗增龄医学"领域的专业医生，开展诊察及治疗的工作，但是，最初我其实是一名眼科医生，开展临床治疗和研究。随后，又辗转至皮肤科、消化内科等不同的临床科室，从而积累了相关经验。

就职于眼科时，我觉得老花眼只能通过戴眼镜或手术改善。但是，后来我深刻地意识到眼睛也是身体的一部分，普通的日常生活习惯会对老花眼产生直接影响，而且眼睛是与衰老紧密相关的一个器官。改善日常生活习惯，可以维持眼部健康。

我最初选择成为一名眼科医生的理由就是，眼睛是唯一可以看到血管的器官。通过进行眼底深处（视网膜）的眼底检查，可以观察全身的状态。糖尿病、高血压、血脂异常（高脂血症）等生活习惯疾病都会在眼底出现一些症状。眼睛像一面镜子，可以反映出全身的健康状况。但是很多时候当你发现了很难表现出来或很难发现的症状时，就已经迟了。

在这个过度用眼的时代，我们应该最先考虑眼睛的健康。约80%的外界信息是通过眼睛获取的。良好的视力会对生活质量产生巨大的影响。上了年纪之后，不要轻易放弃，为了改善老花眼、维持眼部健康，可以先从改善生活习惯开始，这样也会使身体健康长寿。灵活运用本书介绍的锻炼眼睛的眼部训练及其他知识，改变用眼习惯，不仅对眼睛有益，还有利于维持身体健康。眼睛年轻后，身体也会变得年轻。

衷心希望大家的生活更加丰富多彩!

日本医疗法人再生未来R science clinic广尾医院院长

日比野佐和子

目录

序章　老花眼检查 ·· 11

　近视视力表的使用方法 ··· 12

　老花眼检查清单 ·· 14

专栏　用抗衰老的观念去护理老花眼的时代 ············· 16

第 1 章　老花眼是眼睛的老化现象 ···················· 17

　老花眼从什么时候开始出现 ································· 18

　眼睛的功能和晶状体的调节能力 ··························· 20

　为什么会出现老花眼 ··· 22

　近视、远视、散光的老花眼 ································· 24

　有容易出现老花眼和不容易出现老花眼的人吗 ········· 26

　对老花眼的误解　自以为是的想法 ························ 28

　放任老花眼继续发展会发生什么 ·························· 30

　老花眼并不可怕，和它好好相处吧 ······················ 32

专栏　老花眼会恶化到什么程度？是否会停止恶化 ·········· 34

第 2 章　从老花眼觉察到的眼部疾病 ················ 35

　不去眼科检查就无法察觉到的眼部疾病 ················· 36

　干眼症由视频显示终端综合征、房间干燥、年龄增加等原因引起 ······ 38

　80 岁以上的人几乎都会患让视野模糊的白内障 ··········· 40

日本人失明的首位原因：可能会导致失明的青光眼 ·················42

视野中心模糊 老年性黄斑变性 ··························44

如果视力突然下降，可能是患了糖尿病性视网膜病变 ···········46

专栏 不要认为是"因为年龄大了，看不清楚了" ·············48

第3章 老花眼的治疗 ·························· **49**

老花眼目前的治疗方法 ·····························50

配老花镜的时候 ······························52

老花镜的种类 ······························54

老花眼用隐形眼镜 ····························56

老花眼准分子激光原位角膜磨镶术 ····················58

仅单眼手术的角膜植入微型环 ······················60

白内障和老花眼的治疗（多焦点人工晶状体） ···············62

专栏 日本现存最古老的老花镜 ·····················64

第4章 20多岁也能变成老花眼? 什么是手机老花眼 ······ **65**

在年轻人中急增的手机老花眼 ······················66

手机老花眼的焦点调节能力会暂时性降低 ················68

手机老花眼和老花眼的区别 ·······················70

怎样预防手机老花眼 ·····························72

推荐做消除手机老花眼的眼部训练 ····················74

需要设定不使用手机的时间 ·······················76

专栏　手机不仅引起年轻人的手机老花眼，还会使老年人的

　　　老花眼不断恶化·············· 78

第 5 章　锻炼眼部肌肉　每天通过眼部训练来防止老花眼······ 79

　　锻炼眼部肌肉的必要性 ············· 80

　　每天做多长时间眼部训练较好 ············· 82

　　值得推荐的眼部训练组合 ············· 84

　　3点斜视训练（锻炼眼内肌） ············· 86

　　8点凝视训练（锻炼眼外肌） ············· 88

　　远近训练（锻炼睫状肌） ············· 90

　　视线移动训练（锻炼眼外肌、睫状肌） ············· 92

　　闭眼睁眼训练（锻炼睫状肌、眼轮匝肌） ············· 94

　　周围视野训练（锻炼眼内肌、眼外肌） ············· 96

　　动体视力训练（锻炼眼内肌、睫状肌） ············· 98

　　微笑训练①（锻炼面肌） ············· 100

　　微笑训练②（锻炼面肌） ············· 102

　　可以在家里和公司顺便做的眼部训练 ············· 104

　　乘坐电车时可以进行的眼部训练 ············· 106

　　养成每天做眼部训练的习惯 ············· 108

　　觉得眼部训练很累的人适用的恢复方法 ············· 110

　　全身伸展运动 ············· 112

专栏　眼睛要从根本上做抗衰老护理的时代·············· 114

第6章 提高眼部训练效果！缓解眼疲劳 …………… 115

眼睛比你想象的还要疲劳 ……………………………… 116

"傍晚老花眼"的原因也是眼疲劳 …………………… 118

要注意随着年龄增加出现的睑板腺堵塞 …………… 120

放松睫状肌可以缓解眼疲劳 ………………………… 122

眼部保温，泡澡的同时做面部训练 ………………… 124

有效的眼部瑜伽训练 ………………………………… 126

根据眼部症状选择是热敷还是冷敷 ………………… 128

头皮按摩对眼睛的护理作用 ………………………… 130

按摩对眼睛有益的穴位 ……………………………… 132

一举两得！一边做家务一边做眼部训练 …………… 134

一举两得！一边散步一边做眼部训练 ……………… 136

喝茶可以改善眼疲劳 ………………………………… 138

专栏 美国之父罗斯福·富兰克林发明了最初的

远近两用眼镜 ………………………………… 140

第7章 有护眼功效的食物 ……………………… 141

抗氧化及抗糖的饮食习惯可以预防老花眼 ………… 142

对眼睛有益的维生素A、维生素C和维生素E ……… 144

对眼睛有益的B族维生素 …………………………… 146

对眼睛有益的虾青素 ………………………………… 148

对眼睛有益的牛磺酸 ………………………………… 150

对眼睛有益的白藜芦醇、芦丁及槲皮素 …………… 152

对眼睛有益的欧米伽3脂肪酸：DHA、EPA、ALA ·············· 154

对眼睛有益的花青素 ··· 156

赶走老花眼！选用超级食物抗氧化的烹饪方式 ················· 158

对眼睛有益的补品：花青素和银杏叶 ······························· 160

对眼睛有益的零食：坚果和浆果 ······································· 162

专栏　鳗鱼肝真的对眼睛有益吗·· **164**

第 8 章　保护眼睛健康的抗衰老生活习惯 ·················· **165**

对抗老花眼要从改变生活习惯开始 ··································· 166

检查一下你是否需要改变生活习惯 ··································· 168

40岁以后，一年要做一次眼部检查 ································· 170

看电视时要适当让眼睛休息 ·· 172

现场观看体育比赛是一种有效的眼部训练 ······················ 174

远眺有利于放松眼睛 ··· 176

女性化眼妆可能会损害眼部健康 ······································ 178

蓝光对眼睛的影响 ··· 180

防蓝光眼镜及眼部保湿用眼镜 ··· 182

使用手机和平板电脑时的距离 ··· 184

眼睛距离计算机屏幕应该多远 ··· 186

通过散步移动视点 ··· 188

改正驼背的习惯 ·· 190

比起有情调的间接照明，尽量选择不让眼疲劳的照明方式 ········· 192

检查办公室和家里的湿度 ··· 194

泡澡可以放松眼睛和身心 ……………………………………… 196

养成防止紫外线伤害眼睛的习惯！防止紫外线的方法 ……………… 198

选择和使用滴眼液的方法 …………………………………… 200

空闲时间不要玩手机 ………………………………………… 202

让眼睛休息，提高睡眠质量 ………………………………… 204

结语……………………………………………………… **206**

老花眼检查

现在，你是否已经得了老花眼？通过近视视力表和老花眼视力表，简单地检测一下你老花眼的度数吧！

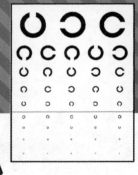

近视视力表的使用方法

· 用近视视力表测视力时，眼睛要距离 40 厘米

遮住一只眼睛，用另一只眼睛看，标记"C"的开口朝向哪一边。一只眼睛测试完毕后，开始测试另一只眼睛。

近视眼的人，佩戴近视镜或隐形眼镜测定。

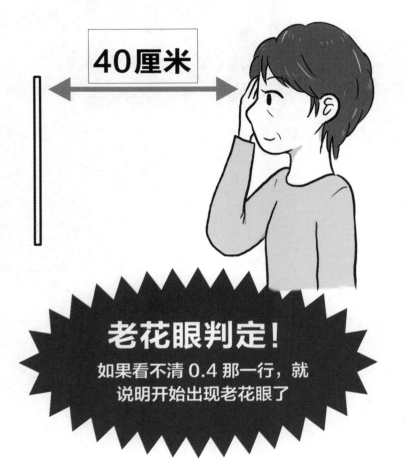

40厘米

老花眼判定！

如果看不清 0.4 那一行，就
说明开始出现老花眼了

近视视力表

0.05					
0.07					
0.1					
0.2					
0.3					
0.4					
0.5					
0.6					
0.7					
0.8					

老花眼检查清单

　　老花眼是由看近处物体的聚焦能力退化引起的，存在个体差异，但是最典型的症状就是，看不清较小的文字，一般来说，会在45岁左右开始出现。如果你也出现很多以下的症状，就说明你的老花眼正在恶化。

□ 在昏暗的场所内，看不清小字。

□ 白天能看见，但晚上看不见。

□ 看书后，眼睛觉得累。

□ 因看不清楚不再在床边看书了。

□ 用手机发短信时经常打错字。

□ 看不清药物、化妆品成分表上的小字。

□ 摘下近视镜反而看得更清楚。

□ 将书、报纸拿远一点，才能看清上面的文字。

□ 肩膀酸痛、头痛越来越严重。

□ 经常把数字３和８、６和９看错。

□ 觉得太阳光很刺眼。

□ 长时间用计算机工作，眼睛非常累。

□ 看完计算机显示屏后，很难看清手头书本上的文字。

□ 无法穿针引线。

□ 看不清正在行走的巴士和电车的目的地。

□ 步行的时候，经常撞到东西，不容易识别高低差。

□ 戴着近视镜也很难看清东西。

□ 看不清名片上印刷的住址、电话号码。

□ 购物时，看不清生鲜食品的价格和衣服的标签。

专栏

用抗衰老的观念去护理老花眼的时代

　　老花眼是随着年龄的增加而出现的一种衰老现象。随着年龄的增加，眼睛和身体难免出现衰老的迹象，如果用抗衰老的观念去护理老花眼，可以抑制老花眼的恶化速度，老花眼则可能会自我治愈。

　　本书由抗衰老医生日比野佐和子和眼科医生林田康隆主编，以眼部训练为中心，综合介绍了应对老花眼的基本对策。

　　如果看不清近处的物体，不要置之不理，可以进行简单的自我护理，提高生活质量。

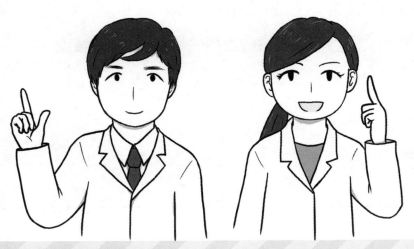

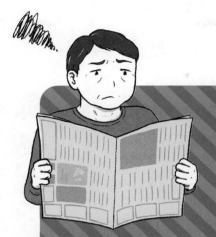

第 **1** 章

老花眼是眼睛的老化现象

老花眼是眼睛的一种老化现象。
为什么会出现老花眼呢?
本章将为大家讲述老花眼出现的
原因和症状。

老花眼从什么时候开始出现

老花眼医学上称为老视，是指随着年龄的增加，眼睛的变焦能力降低，很难看清楚近处物品的状态。老花眼虽然存在个体差异，但是一般来说，早的话40岁左右开始，平均从45岁左右开始，就能感觉到看不清近处的东西了。

虽然你注意不到，但是人类眼睛的变焦能力从10几岁开始就慢慢降低。视力正常的人（屈光功能没有异常）阅读时必须的变焦能力为−4D~+3D（屈光度*）。

一般45岁前后，人的变焦能力就会降低到这个数值之下。当变焦能力超过−4D~+3D时，就会意识到看不清手边读物中较小的文字。随后，随着年龄的增加，变焦能力持续降低，直到70岁左右。大多数人70岁以后，会恶化为晶状体浑浊、失去视力的白内障。

---

*屈光度：英文是diopter，表示能清楚看见物体的视力范围，眼睛变焦能力的单位，用符号"D"表示。

在日常生活中如果发生这样的事，就表示开始出现老花眼了

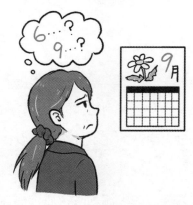

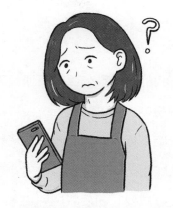

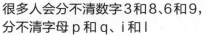
很多人会分不清数字3和8、6和9，分不清字母 p 和 q、i 和 l

看不清手机屏幕上的文字

意识到老花眼的时间为 45 岁前后

因为变焦能力超
过－4D~＋3D，
因此开始觉得自己
有老花眼了。

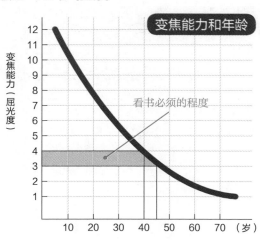

摘自《医疗从业者用眼科学》（日本眼科医会主编）

眼睛的功能和晶状体的调节能力

我们眼睛看东西的原理和照相机类似。从外面进入的光是被拍摄物体，通过眼的各个器官传递到大脑，识别物体的形状、颜色、距离远近、运动轨迹。从外部进入眼球的光，依次通过发挥镜头作用的眼角膜和晶状体，在眼球深处发挥胶片作用的视网膜上投影成像，随后将这种刺激转化为神经的电流刺激，通过视神经，传递给负责成像功能的大脑。

位于瞳孔的虹膜，相当于照相机上的光圈。通过改变瞳孔的大小，调节外部进入眼球的光线的多少。而晶状体则是通过调节厚度，像是照相机的镜头那样，配合远处或近处的物体。

睫状肌通过拉紧、放松与晶状体连接的细小纤维睫状带，来调节晶状体的厚度。

眼的结构（眼的截面图）

晶状体相当于照相机的镜头，视网膜相当于发挥成像作用的胶片，随后眼睛就可以看见了。眼睛看到的物品，在视网膜上的成像是倒立的，大脑通过视神经调节倒立的成像。

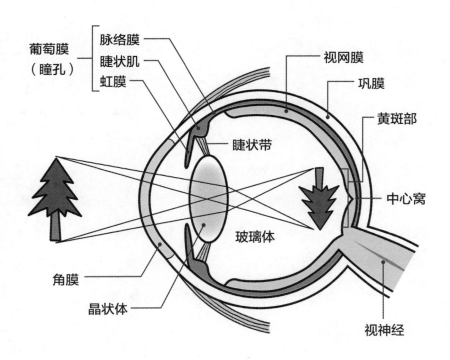

葡萄膜
（瞳孔）

脉络膜
睫状肌
虹膜

视网膜

巩膜

黄斑部

睫状带

中心窝

玻璃体

角膜

晶状体

视神经

为什么会出现老花眼

随着年龄的增加，眼球老化，变焦能力降低，无法看清近处物体，就是老花眼。

配合在视网膜上成像、发挥变焦能力的主要是睫状肌和晶状体。通过睫状肌的舒缩改变晶状体的厚度。当睫状肌收缩、晶状体变厚时，眼睛可以看到近处的物体；当睫状肌松弛、晶状体变薄时，眼睛就可以看到远处的物体。

但是，随着年龄的增加，睫状肌的功能衰退，因此晶状体弹力降低、变硬，所以眼球很难通过变焦看清近处的物体。虽然有必要让睫状肌收缩，增加晶状体的厚度，但是因为晶状体变硬了，所以无法膨胀到充分的厚度，这就是老花眼的特征。

出现老花眼时，睫状肌和晶状体的变化

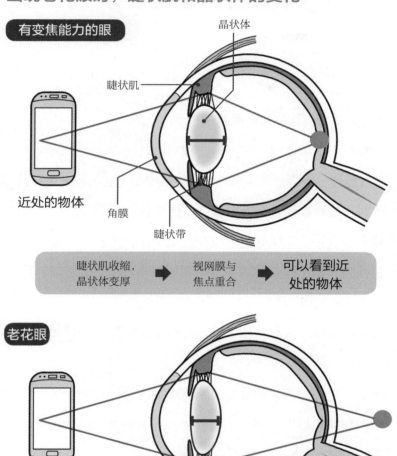

有变焦能力的眼

晶状体

睫状肌

近处的物体

角膜

睫状带

| 睫状肌收缩，晶状体变厚 | ➡ | 视网膜与焦点重合 | ➡ | 可以看到近处的物体 |

老花眼

近处的物体

| 与肌肉无关，晶状体维持硬且薄的状态 | ➡ | 视网膜与焦点无法重合 | ➡ | 看不清楚近处的物体 |

近视、远视、散光的老花眼

近视、远视、散光与年龄的增长无关。

近视是屈光率过强、焦点落在视网膜前的一种状态。大部分都是轴性近视，由眼球前后直径（眼轴长度）过长引起。

远视与近视相反，屈光率较弱，焦点落在视网膜之后。大部分也是轴性远视，由眼球前后直径过短引起。年轻的时候，眼球的变焦能力较强，因此感觉不到不方便，随着年龄的增加，变焦能力降低，近处和远处的物体都会很难看到。

散光是眼角膜或晶状体歪曲，导致无法聚焦的一种状态。看东西重影。

正视、近视、远视和散光，随着年龄的增长，都会出现老花眼。意识到的先后不一样，一般来说，意识到老花眼的先后顺序是远视、正视、近视。

正常的眼

正视

远处的光线在视网膜上成像。

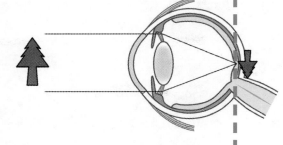

近视眼

近视

远处的光线在视网膜之前成像。

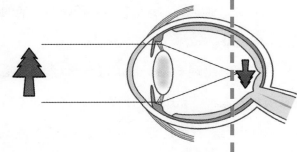

远视眼

远视

远处的光线在视网膜之后成像。

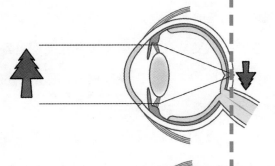

散光眼

散光

镜头（眼角膜和晶状体）的表面凹凸不平，无法聚焦的状态。会看到重影。

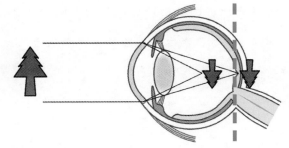

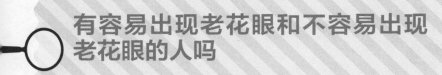
就像在第18~19页介绍的那样，老花眼是由于眼球的变焦能力降低引起的一种症状。老花眼是一种随着年龄的增加，谁都会出现的自然现象。

没有容易出现老花眼和不容易出现老花眼之分。经常听说"近视眼的人不容易出现老花眼"，事实却不是这样。近视眼的人，裸眼很容易看清近处的物体，变焦能力很差，因此只是晚一点意识到自己变成老花眼。

近视眼的人变成老花眼后，摘下近视镜更容易看到近处的物体，很多近视眼的人摘下眼镜读报纸，那是因为用矫正过的视力看不到近处的东西。

远视眼的人比近视眼的人更加习惯看不清近处物体的状态，因此容易意识到自己变成了老花眼。正是因为每个人（正视、近视、远视、散光）眼球的屈光率不同，才导致老花眼有个体差异。

是否容易出现老花眼
与正视、近视、远视、散光无关

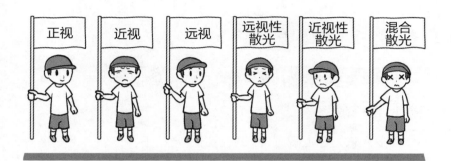

老花眼开始的时间线

过度用眼、混乱的生活习惯会加速眼球的老化

眼睛是身体的一部分。老是盯着计算机或手机，过度用眼打游戏，饮食不规律，不运动，偏食，总是睡眠不足的话，除了会引起生活习惯疾病、代谢综合征以外，还会加快身体的老化，包括眼的老化。改善生活习惯，改变过度用眼的习惯，过健康的生活，减缓身体和眼的老化吧。

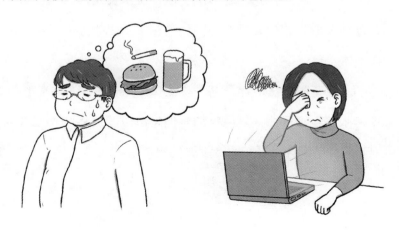

对老花眼的误解　自以为是的想法

　　有很多关于老花眼的误解和自我错误认知流传，很多人没有正确地理解老花眼。

　　很多人认为"近视眼的人不会出现老花眼"，事实上只是因为近视眼的人意识到自己变成老花眼的时间晚而已，就像前面说的那样。

　　很多人会有这样的误解："戴老花镜会让老花眼更严重"，但是从10几岁开始，变焦能力就开始下降，因此，老花镜绝对不会加速老花眼的发展。

　　"出现老花眼后，视力会下降"这种说法也是错误的。根据近视、远视、散光的屈光状态不同，老花眼看见物体的难易程度会存在个体差异。

　　关于"老花眼无法治疗"这种说法，一半真一半假。已经完全老花的眼睛是不可能恢复原状的。但是可以改善症状，眼部训练可以起到预防或抑制老花眼继续恶化的作用。

经常对老花眼产生的误解和自以为是的想法

· 近视眼的人不会出现老花眼

近视眼的人，只是比远视眼的人更迟意识到自己出现老花眼而已，并不是不会出现老花眼。

· 戴老花镜会让老花眼更严重

从10几岁开始，眼的变焦能力就开始降低了。所以老花眼的发展并不是戴老花镜的原因。相反，如果在适当的时间戴老花镜，就可以起到矫正视力的作用。

· 出现老花眼后，视力会下降

根据近视、远视、散光的屈光状态不同，出现老花眼后，看物体的难易程度存在个体差异。

· 老花眼无法治疗

出现老花眼后，自然无法回到年轻时候的状态，但是可以改善老花眼的症状，尽早开始做眼部训练，就可以起到预防或抑制老花眼继续恶化的效果。

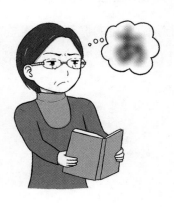

放任老花眼继续发展会发生什么

　　当老花眼越来越严重时，为了看清近处的物体，会强迫自己的眼球对焦，这样很容易让眼睛变得疲劳。如果情况严重的话，有的人可能还会出现头痛、肩膀酸痛、呕吐等眼疲劳样的状态。老花眼会成为引起全身不适症状的原因。

　　另外，很多喜欢读书的人，因为很难看清书、杂志上的小字，不得已放弃了这个爱好。这让好不容易快乐的生活变得非常无趣。

　　有这样一种说法，人通过眼睛可以获取约80%的外界信息。因此，通过眼睛获得的信息量非常大。护理老花眼，是健康过好每一天、延长健康寿命不可缺少的一环。

　　不做任何防止眼睛老化的护理，任由老花眼慢慢发展的话，一定会降低生活质量。因此，一定要从现在开始做一些像眼部训练那样的眼部护理。

做眼部训练和眼部护理，
享受拥有好视力的健康生活

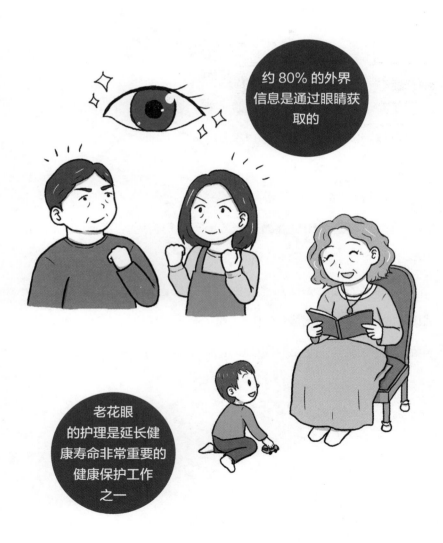

约 80% 的外界信息是通过眼睛获取的

老花眼的护理是延长健康寿命非常重要的健康保护工作之一

老花眼并不可怕，和它好好相处吧

是不是有一种不想认同老花眼的自己？

是不是害怕自己早早就变成老花眼？

随着年龄的增加，或早或晚，视力会和其他身体功能一样，发生自然的变化。衰老是不可能避免的。因此，没必要过于害怕和放弃抵抗。

从进行第5章介绍的眼部训练开始，通过培养健康的生活习惯，可以延缓眼睛和身体的衰老。而且，第5章介绍的眼部训练和一些建议，立刻就能上手，非常简单。

用平和的心态去面对老花眼及身体的老化，现在就养成延缓眼睛和身体衰老的健康的习惯，可以提高10年后、20年后或者30年后的生活质量。现在的你成就未来的你。

现在的你成就未来的你

用平和的心态面对老花眼和身体的老化，养成延缓眼睛和身体衰老的健康的习惯，就可以提高10年后、20年后或者30年后的生活质量。

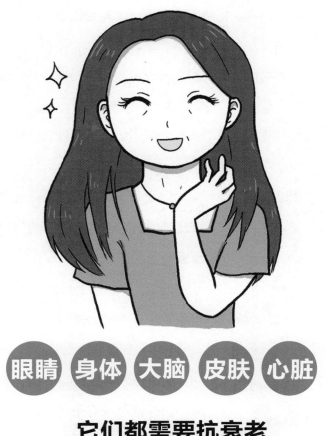

眼睛 身体 大脑 皮肤 心脏

它们都需要抗衰老

老花眼会恶化到什么程度？
是否会停止恶化

老花眼从40多岁开始因为眼的变焦能力降低而出现一些症状开始，直到70岁左右停止继续恶化。一般45岁左右开始感觉到很难看清近处的物体，事实上在数十年间，会一直切身感受到看不见近处物体的不便，眼的变焦能力会慢慢降低。

与其说眼睛是心灵的镜子，倒不如说，能够显著地反映自己状态的眼睛是衰老的镜子。

和老花眼一样，随着年龄的增长，每个人都会出现脸上的皱纹及肌肉的衰弱这些年龄的印记。但是最近，通过养成抵抗衰老的饮食习惯及运动习惯，来延缓身体衰老的中老年人不断增加。对于老花眼也是一样，保持眼睛的年轻程度非常重要。

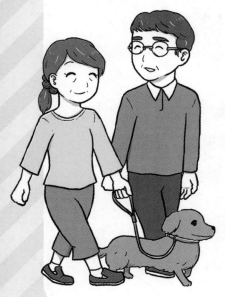

就像每天锻炼身体一样，做让眼睛的功能保持年轻的眼部训练，养成对眼睛有益的饮食及生活习惯，通过自己的努力，防止老花眼吧！

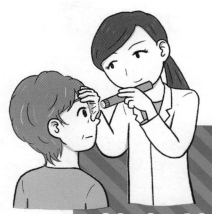

从老花眼觉察到的眼部疾病

除了老花眼之外，随着年龄的增加，眼部还会出现其他几种疾病。

本章将为大家介绍有必要治疗的眼部疾病的种类和症状。

如果你已经觉察到眼的变化，建议早点去眼科看看。

不去眼科检查就无法察觉到的眼部疾病

过度使用计算机、手机，会患上视频显示终端（visual display terminal，VDT）综合征（又称计算机视频症候群），之后就会出现干眼症、眼疲劳的症状。到了40多岁以后，除了老花眼之外，还会出现几种眼的疾病。在序章中介绍过，确认自己是否出现老花眼的症状中，如果出现一些症状的话，还可能会患上干眼症、眼疲劳、白内障、青光眼、老年性黄斑变性、糖尿病性视网膜病等疾病。

而且患上任何一种疾病，视力都会下降，特别是白内障、青光眼、老年性黄斑变性、糖尿病性视网膜病这四种疾病还有失明的危险。所有的症状都有可能被误认为是老花眼放松警惕，如果出现某些症状的话，请一定要去眼科看看。很多人只有在出现眼部疼痛或出血等症状时才会去眼科就诊。眼的疾病在初期一般没有任何症状，只有在眼科检查的时候才会被发现。从抗衰老和预防医学的角度上来说，定期去眼科检查有利于眼部疾病的早期发现、早期治疗。

眼的四大生活习惯疾病

白内障、青光眼、老年性黄斑变性、糖尿病性视网膜病*被称为眼的四大生活习惯疾病。特别是，白内障与老年性黄斑变性是衰老引起的疾病，随着年龄的增加，青光眼和糖尿病性视网膜病的患病率也在增加。眼底检查的目的就是，检查是否患有这些疾病。过了50岁之后，在进行定期住院检查和体检的同时，一年也需要进行一次眼底检查。

*糖尿病性视网膜病是糖尿病的三大并发症之一。

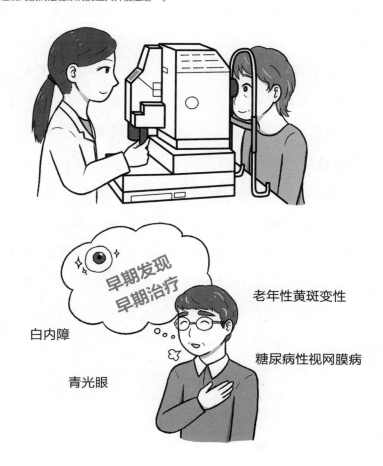

早期发现
早期治疗

白内障

青光眼

老年性黄斑变性

糖尿病性视网膜病

干眼症由视频显示终端综合征、房间干燥、年龄增加等原因引起

　　干眼症是由视频显示终端（visual display terminal，VDT）综合征、房间干燥、年龄增加等原因引起的眼部疾病。有眼疲劳、疼痛、痉挛、充血等症状。

　　眼泪不足，构成眼泪的成分平衡遭到破坏，无法正常流出眼泪，继续恶化的话，还会对眼球的表面造成伤害。如果眼球表面过于干涩，可以使用锁水能力较好的透明质酸滴眼液，以及在眼球表面覆盖黏膜的滴眼液，起到提高眼泪质量的效果。

　　眼疲劳会导致眼的睫状肌疲劳，从而导致肌肉变得僵硬。给眼部保温，缓解肌肉疲劳，再配合维生素B_{12}滴眼液，能起到缓解眼疲劳的作用。另外，眼疲劳会导致无法停止流泪。随着年龄的增加，眼结膜（眼白表面的薄膜）会变得松弛，有褶皱。占据原本存储泪液的位置，因此，很难停止流泪。如果情况严重的话，还需要进行切除松弛的眼结膜或缩短眼结膜的手术。

泪腺和泪点的结构

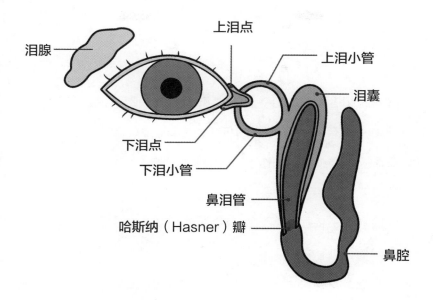

泪腺

上泪点

上泪小管

泪囊

下泪点

下泪小管

鼻泪管

哈斯纳（Hasner）瓣

鼻腔

眼泪的构成

在正常状态下，眼泪是由维持平衡的油层、水层、黏蛋白层单层构成的，当平衡遭到破坏时，眼泪的质量降低，就会无法覆盖眼球。

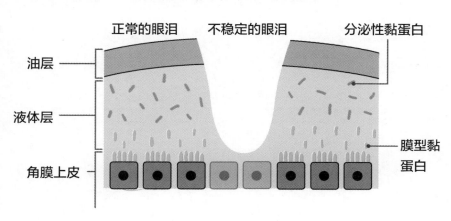

正常的眼泪　　不稳定的眼泪　　分泌性黏蛋白

油层

液体层

角膜上皮

膜型黏蛋白

80岁以上的人几乎都会患让视野模糊的白内障

　　白内障和老花眼一样，随着年龄增加就会出现。患者一般从40岁开始，80岁以上的人几乎100%会得白内障。症状存在个体差异，在20~30年间缓慢恶化。白内障和老花眼不一样的是，很难自己感觉到。

　　白内障的主要症状有，随着年龄的增加，负责看物体的晶状体的蛋白质变性、浑浊。晶状体变浑浊后，外界的光线就会无法进入，出现乱反射的现象，无法在视网膜上成像。如果症状较轻的话，可以使用滴眼液或内服药物来抑制晶状体继续浑浊。如果影响到生活的话，就需要进行手术植入人工晶状体。生活不规律、挑食、吸烟、过度照射紫外线都会加速白内障的恶化，因此生活中一定要多注意。

白内障的主要症状

· 觉得光线刺眼，视野变得模糊

· 能看到两重或三重的重影，很难逆光看清物体

· 感觉不到距离的远近，在暗的地方很难看清物体

· 戴上合适度数的老花镜后依然很难看清物体

晶状体和白内障

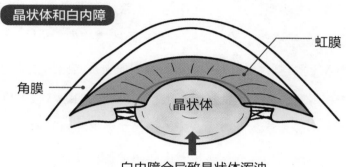

虹膜

角膜

晶状体

白内障会导致晶状体浑浊

白内障的治疗

· 轻度白内障：使用滴眼液延缓白内障继续恶化

· 重度白内障：取出已经浑浊的白内障，置换为人工晶状体

通过白内障手术在眼内部植入人工晶状体

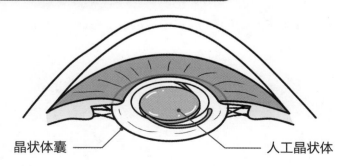

晶状体囊

人工晶状体

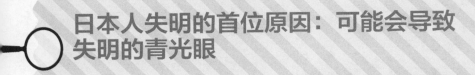

日本人失明的首位原因：可能会导致失明的青光眼

导致日本人失明原因第一的疾病是青光眼。根据日本青光眼学会的调查[*]，在40岁以上的人群中，青光眼的患病率为5%，也就是说每20人里就有1人得青光眼。因为眼内压上升的原因压迫视神经，导致视野变窄的疾病就是青光眼。这种疾病的症状很难自我觉察到，大多数人是通过检查发现的。最初视野会有一部分欠缺，经过多年发展，视野会越变越窄，即便视野有缺失的部分，左、右两只眼睛都会补足欠缺的部分，大脑也会进行视野修正，因此很难意识到一些症状。如果放任其继续下去的话，欠缺的视野无法恢复原状，延迟治疗可能会导致失明。

治疗中最主要的就是通过降低眼内压来延缓疾病的恶化。药物治疗、激光治疗、手术治疗，不管哪一种治疗方法，原理都是控制房水（睫状体分泌的物质，在角膜和晶状体之间流动的液体）的量。

[*]日本青光眼学会多治见青光眼疫学调查报告（多治见研究）（2000年9月至2001年10月实施）

青光眼的主要症状

· 初期：稍微缺少了一部分视野（大部分情况下都觉察不到）
· 中期：眼球慢慢蒙上一层像雾一样的东西，看漏的情况越来越多
· 后期：视野变得非常模糊，就像是置身于大雾中一样
· 眼内压急剧上升时会感到：眼睛疼痛、充血，眼花，头痛、恶心

青光眼的发病机制

眼内压的维持依靠房水的生成量与前房角的排出量的平衡。因为某种原因导致房水量增加，眼内压上升，压迫视神经的话，就会出问题。

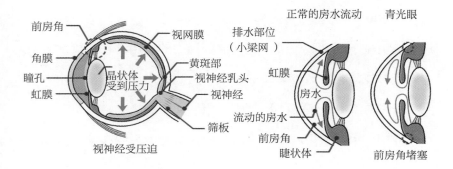

青光眼的种类

· 前房角开放性青光眼（大部分日本人属于此类型）

小梁网和施莱姆（Schlemm）氏管堵塞，房水无法排出，眼内压上升。即便是正常眼内压也可能会损害视神经，患上正常眼内压青光眼，占到日本青光眼的70%左右。

· 前房角闭锁性青光眼

眼角膜与虹膜之间的前房角变窄，房水无法排出，眼内压急剧上升。日本人很少患此类型青光眼，脸朝下或吃感冒药会诱发此类型的青光眼。

降低青光眼患者眼内压的治疗（唯一有医学根据的治疗）

· 滴眼液、激光治疗、手术治疗

主要的治疗就是使用滴眼液，促进房水排出，减少房水分泌。如果滴眼液无法降低眼内压，就需要进行激光治疗或手术治疗。

视野中心模糊　老年性黄斑变性

　　随着年龄的增加，视网膜的黄斑变性引起的疾病称为老年性黄斑变性。据推测，1998年日本约有37万老年性黄斑变性患者，而到了2007年患者数量约有69万*，相当于10年间大概增加到2倍。黄斑位于视网膜中央，起到控制视力的作用。在黄斑部分集中的废弃物质，会改变黄斑的性质，引起视力降低、视野中心模糊、无法看清中心部位、无法识别颜色等症状。

　　最初，大多数患者只会单眼患病，另外一只眼起到补充视觉的作用，因此，很多人在疾病恶化到一定程度的情况下，才知道自己患病。

　　老年性黄斑变性有两种类型：萎缩型和渗出型。萎缩型老年性黄斑变性发展的时间为10~20年，没有有效的治疗方法，只能观察病情发展的经过。渗出型老年性黄斑变性恶化速度较快，因为变性产生的血管产生的渗出液及血液还会导致黄斑部进一步变性。

　　不论哪一种类型的老年性黄斑变性都可以通过眼科检查发现，因此，到了50岁以后，要定期进行眼科检查。

*久山町研究（九州大学）：2007年数据显示，在50岁以上的人群中，有1%的人会患老年性黄斑变性，年龄越大患病率越高。

老年性黄斑变性的发病机制

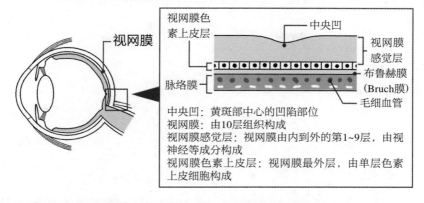

老年性黄斑变性主要的症状和看物体的方式

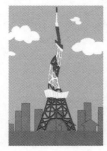

· 中心位置模糊
· 视力显著降低
· 无法识别颜色

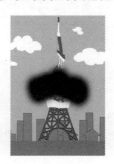

·中心位置模糊、
出现黑点

老年性黄斑变性的种类及治疗

·萎缩型

通常在10~20年慢慢变性，没有有效的治疗方法，因此只能观察其发展的过程。和渗出型的治疗方法一样的iPS细胞等再生治疗也许会起到治疗作用。

·渗出型

随着年龄的增加等原因，从脉络膜生成的一种非常易碎的血管，称为新生血管，同时黄斑部的视网膜感觉层剥落上浮，那一部分的视力就会降低。恶化速度很快。

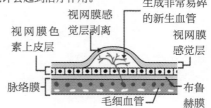

如果视力突然下降，可能是患了
糖尿病性视网膜病变

糖尿病性视网膜病变是糖尿病的三大并发症（神经障碍，肾病，视网膜病变）之一。高血糖容易导致细小的眼球血管堵塞，血液流通不畅，疾病初期，血流不通仅仅会导致氧气和营养不足，没有任何能感受到的症状。进入末期后，视网膜开始出现异常的新生血管，当这些血管断裂或增加时，就会出现飞蚊症（眼前有东西飞来飞去的症状）及视力障碍。

因为在疾病恶化的过程中，没有任何症状，所以很多人在突然出现视力问题或者强烈的飞蚊症时才会注意到自己得病了。如果来不及治疗的话，还可能会失明。

患病初期，治疗和改善糖尿病可以改善症状。到了末期，眼部的疾病变得很难控制，不论怎么治疗糖尿病，都会走向失明的结果，因此必须进行激光治疗或眼部手术。

糖尿病性视网膜病变的发病机制

为了保证光线通过角膜（眼球的透明部分）较多，角膜中无血管，因此增生的新生血管有害无益。

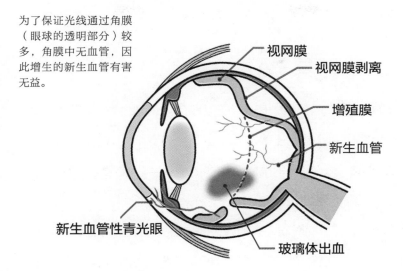

视网膜
视网膜剥离
增殖膜
新生血管
新生血管性青光眼
玻璃体出血

糖尿病性视网膜病变的症状

· 初期　单纯性视网膜病变（承受压力的阶段）
毛细血管的血流障碍导致出血、白斑的出现。
自觉症状：无。

· 中期　增殖前视网膜病变（SOS 标志至视网膜释放信号的阶段）
毛细血管堵塞，视网膜处于营养不足的状态，出血和白斑增加，视网膜水肿。

· 后期　增殖性视网膜病变（没有任何作用的新生血管大幅增加）
血流障碍会导致视网膜出现大量的新生血管。为了缓解病症出现的新生血管完全没有任何作用，而且没有达到成熟的状态，增殖的新生血管破裂，会引起视力障碍。
自觉症状：飞蚊症（眼前有很多漂浮物飞来飞去），比较明显的视力问题等。

不要认为是"因为年龄大了，看不清楚了"

　　因为老花眼总是慢慢出现，所以即便意识到自己看不清较小的文字，大部分人只是放任其发展，也不会去看眼科。另外，只是看不清近处的物体，完全不是危及生命的症状，因此这也成为没有太过在意老花眼的理由。

　　当变成老花眼的时候，有的人会随便去买一副老花镜或者用别人送的老花镜，但是每个人左、右眼的度数不同。因此，需要仔细的检查，了解自己的视力恶化到什么程度。佩戴适合自己度数的眼镜，可以避免因为眼镜度数不合适引起的头痛、呕吐、眼疲劳等症状。

　　另外，定期的眼科检查可以发现没有症状、非常难发现的眼科疾病，可能会不想承认"变成老花眼=上了年纪"，但是不要自己觉得"上了年纪，这也是没有办法的事"，定期去眼科检查一下吧。

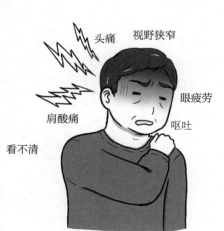

头痛　　视野狭窄

眼疲劳

肩酸痛　　呕吐

看不清

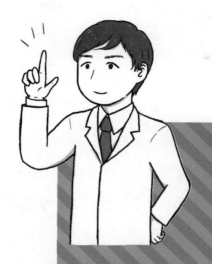

第 **3** 章

老花眼的治疗

老花眼的治疗技术在不断发展，
有各种各样的治疗方法和最新技术，
本章将为大家具体介绍这些治疗方法的
优缺点。

老花眼目前的治疗方法

虽然简单的眼部训练（参见第5章）可以延缓眼部老化，但是还是尽量要用老花镜、老花眼用或远近两用的隐形眼镜。

老花眼的治疗虽然可以不依靠手术，每天做眼部训练，但是，老花眼已经恶化到一定程度，对生活和工作产生影响的话，请一定要积极治疗。

最新的老花眼矫正技术有老花镜、老花眼用（远近两用）的隐形眼镜，以及老花眼矫正手术等，有各种各样的选择。本章将为大家介绍这些最新的治疗方法的优缺点。这些方法有可能适合你，也有可能不适合你。

眼睛是一个非常敏感的器官，因此需要充分理解本章的内容，然后与眼科医生商量，选择最适合自己的方法。

可以选择的矫正老花眼的方法越来越多

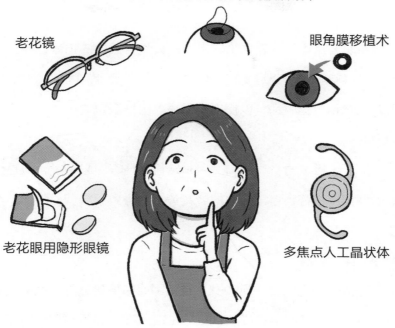

老花眼准分子激光原位角膜磨镶术

老花镜

眼角膜移植术

老花眼用隐形眼镜

多焦点人工晶状体

无法做老花眼手术的人

符合以下条件的人，可能无法实施最新的老花眼手术治疗。

· 有眼部疾病的人

· 眼角膜比较薄的人（如果要做准分子激光原位角膜磨镶术）

· 患糖尿病或胶原病等重症疾病的人

· 长期服用抗精神病药及抗心律不齐药物的人

· 妊娠期、哺乳期的人

配老花镜的时候

在配老花镜前，要先想好用途。只是看近处的物体、读书或用计算机就够了，还是要在工作中看远处及近处的物体，亦或是需要近视和老花眼都可以使用的眼镜。根据眼镜的用途及每个人视力的状况，这些都不一样。

最近，日本的文具店和书店开始售卖便宜的老花镜，但是如果长期使用不符合自己度数的老花镜，会导致眼疲劳。因此，需要拿着眼科检验的结果，去专业的眼镜店，选择适合自己眼睛度数和脸型的眼镜。

老花眼会一直发展到70岁左右，因此如果看不见了，就需要去眼科检查。就像第2章介绍的那样，定期去医院进行眼科检查，还可以及早发现其他眼部疾病。

怎么看眼科开具的单子

眼科处方笺
==========

序号 _____   先生/女士 _____   岁 _____

① 住址：_____

③

FOR DISTANCE （P.D. mm）（TILTING °）

	SPH.	CYL.	AXIS	PRISM	BASE
R	④	⑤	⑥	⑦	⑧
L					

FOR READING ② （P.D. mm）（TILTING °）

	SPH.	CYL.	AXIS	PRISM	BASE
R					
L					

① FOR DISTANCE 远用眼镜度数（看远处物体所必须的度数）

② FOR READING 近用眼镜度数（看近处物体所必须的度数、老花眼度数）

③ P.D. 瞳孔间距离（左、右瞳孔的距离）

④ SPH 球镜度数（近视、远视或老花眼的度数）

⑤ CYL 散光度数

⑥ AXIS 散光轴度

⑦ PRISM 棱镜的度数

⑧ BASE 基底

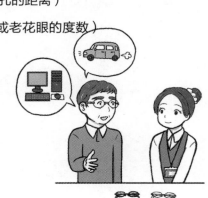

老花镜的种类

老花镜分为单焦点镜片和多焦点镜片两种。单焦点镜片只能调节看近处的视力，只能在看近处物体时聚焦，因此看远处物体时，没必要摘下眼镜，最大的优点就是使用方便。

多焦点镜片是在一个镜片里混合着复杂度数的镜片。多焦点镜片有三种：远处及近处皆可聚焦的双焦点镜片，在远、近、中三点聚焦的三焦点镜片，以及可以在远、近、中任意一点聚焦的渐进多焦点镜片。

一枚多焦点镜片就可以在近处和远处都聚焦，因此边界处会出现歪斜的情况，刚开始戴的时候需要习惯一段时间。

每种镜片都有自己的优缺点，因此需要根据用途选择适合自己的眼镜。

老花镜的种类

单焦点镜片

·单焦点镜片

优点 能非常方便地看见近处的物体。

缺点 看远处的时候比较模糊（需要摘掉眼镜）。

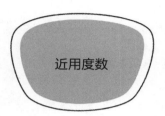

多焦点镜片

·双焦点镜片

优点 一副眼镜就可以看清近处和远处的物体（还有中间距离的物体）。

缺点 上、下两个焦点之间会出现分界线，因此正中间的分界线位置很难看清物体，需要适应一段时间。

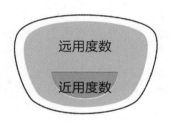

·三焦点镜片

优点 一副眼镜就可以看清远、近、中三处的物体。

缺点 因为有三种度数，所以每条边界之间看东西是歪的，需要一段时间适应看物体的方式。

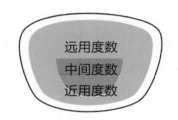

·渐进多焦点镜片（渐进屈光镜片）

优点 一副眼镜就可以看清远处、近处、中间位置的物体，没有多焦点镜片那样的边界，会慢慢转换焦点。

缺点 比起多焦点镜片，能够清楚聚焦的镜片面积较小。

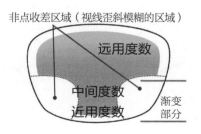

老花眼用隐形眼镜

　　一直没戴过眼镜的人，戴老花镜的时候，可能会觉得不舒服。所以向这些人推荐老花眼用的远近两用隐形眼镜。

　　隐形眼镜有硬性和软性两种类别，每个人都有自己佩戴的感觉，因此需要去店里试戴一下。

　　一枚隐形眼镜中有远、近两种焦点，可以看远处与近处两用，和多焦点镜片一样，需要一段时间去适应。但是和能马上戴上摘下来的多焦点老花镜不同的是，远近两用隐形眼镜佩戴和摘取都需要耗费一定的时间。

　　对于戴近视用隐形眼镜的人来说，如果一直佩戴近视用隐形眼镜，只有在看近处的时候才佩戴老花镜的话，可能不易出现眼疲劳。不管哪种情况，是否习惯存在个体差异。

隐形眼镜的类别

· 硬性隐形眼镜

优点 透氧性好，对眼角膜的负担较小，可以连续使用。

缺点 不适合做剧烈运动时佩戴，对风或灰尘的防御能力较差。有独特的佩戴感。

· 软性隐形眼镜

优点 与硬性隐形眼镜相比，不容易滑片，更适合喜欢运动的人使用，佩戴感较强，而且有一次性的。

缺点 与硬性隐形眼镜相比，透氧性较低，容易附着污渍。最近原材料为水凝胶的产品越来越多。

远近两用隐形眼镜

优点 比老花镜视野更广。

缺点 需要时间去适应。佩戴与摘取需要一定的时间。

※根据生产商不同，隐形眼镜的构造也不同

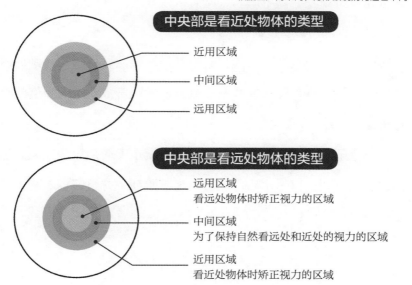

中央部是看近处物体的类型

—— 近用区域

—— 中间区域

—— 远用区域

中央部是看远处物体的类型

远用区域
看远处物体时矫正视力的区域

中间区域
为了保持自然看远处和近处的视力的区域

近用区域
看近处物体时矫正视力的区域

老花眼准分子激光原位角膜磨镶术

在近视治疗中非常有名的准分子激光原位角膜磨镶术，也可以用来治疗老花眼。准分子激光原位角膜磨镶术是一种用激光将角膜削薄，使其聚焦的外科手术。

老花眼准分子激光原位角膜磨镶术有两种：单眼视准分子激光原位角膜磨镶术和远视准分子激光原位角膜磨镶术。矫正单只眼睛的视力，或者已经有一只眼睛近视的情况下，做单眼视准分子激光原位角膜磨镶术后，大脑可以很好地处理信息，不管是近处还是远处都可以看到。

远视准分子激光原位角膜磨镶术是一种通过将眼角膜削成凸面，让远视或近视的人的眼睛度数接近近视度数，从而更容易看见中等距离或近处的手术。

准分子激光原位角膜磨镶术的优点就是不像使用眼镜和隐形眼镜那么麻烦，但是术后可能会出现干眼症，并且习惯看物体的方式需要1~3个月的适应时间。

单眼视准分子激光原位角膜磨镶术

优 点 做了改变左、右眼度数的准分子激光原位角膜磨镶术手术后，既可以看清近处的物体，也可以看清远处的物体。

缺 点 左、右眼的视力有差别，因此立体感下降，有的人可能适应不了，因此，需要事先模拟。

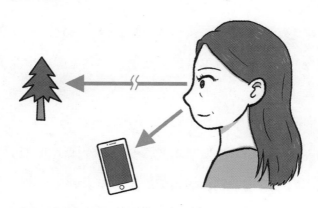

远视准分子激光原位角膜磨镶术

优 点 不戴眼镜也可以看清中等距离或近处的物体，可以减轻眼疲劳。

缺 点 有一点看不清远处的物体，看细小文字的时候，需要佩戴老花镜。

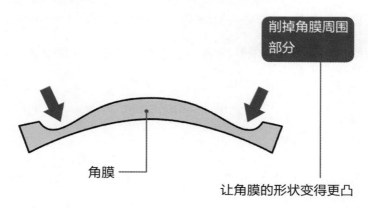

削掉角膜周围部分

角膜

让角膜的形状变得更凸

仅单眼手术的角膜植入微型环

　　角膜植入微型环又称老花眼矫正微型环，是利用针孔效果治疗老花眼的方法。针孔效果就是光线通过小孔（圆形小孔）进入眼睛的过程中，可以将降低进入的光线量，以此使其聚焦，从而更容易看清近处的物体。

　　即便不使用晶状体的调节功能，看近处物体时也可以聚焦，减轻老花眼看不清近处物体的状况。这种手术只会在平时用不惯的那只眼睛进行，用激光照射眼角膜，做一个植入微型环的凹槽，然后植入正中间有一个小孔的微型环，手术所需时间较短，而且没有异物感，效果是半永久的。

　　角膜植入微型环虽然可以和近视、远视、散光的准分子激光原位角膜磨镶术隔开时间一起使用，但是可能会根据矫正量无法一起使用。

角膜植入微型环

优 点 面向轻度近视和远视的老花眼人群。就算不戴眼镜也能很容易看清近处的物体。

缺 点 植入微型环的那只眼睛会感到有一点点暗。但是两只眼睛光线的亮度没有差别。习惯这种看物体的方式需要1~3个月的时间，如果植入的眼睛患有白内障或视网膜疾病，会增加手术的难度。

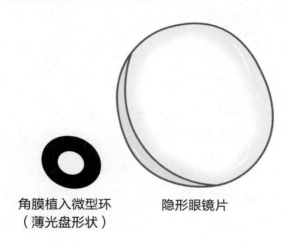

角膜植入微型环
（薄光盘形状）　　　隐形眼镜片

角膜植入微型环的手术方法

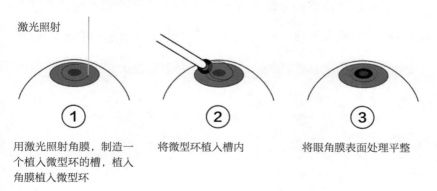

激光照射

① 用激光照射角膜，制造一个植入微型环的槽，植入角膜植入微型环

② 将微型环植入槽内

③ 将眼角膜表面处理平整

白内障和老花眼的治疗（多焦点人工晶状体）

随着年龄的增加，晶状体变浑浊称为白内障。过了80岁之后，几乎所有人都会患这种疾病。对于因为白内障恶化而影响日常生活的人来说，可以进行摘除浑浊的晶状体、植入人工晶状体的手术。

以前的白内障手术使用单焦点人工晶状体，看远处物体能聚焦的患者，手术后为了看清近处的物体，需要佩戴老花镜。

最近，为了改善老花眼，出现了远近两用型白内障手术，使用多焦点人工晶状体，起到同时治疗白内障和老花眼的治疗效果。

如果眼部没有其他疾病的话，手术当天就可以出院。即便住院，也只需要2~3天时间。多焦点人工晶状体有远近两用晶状体和远中距离两用晶状体两种。患者可以根据自己的意愿进行选择，另外，还有矫正散光的人工晶状体。

白内障的手术方法

优点 看中等距离或近处时，不需要戴眼镜，可以同时治疗白内障和老花眼，还能矫正散光。

缺点 刚做过手术后，可能会感到异样，术后2周必须精心保护自己的眼睛，稳定视力需要2~3周，需要1~3个月的适应时间，不适合用眼过度或夜间开车较多的人。

① 随着年龄的增加，晶状体渐渐变浑浊

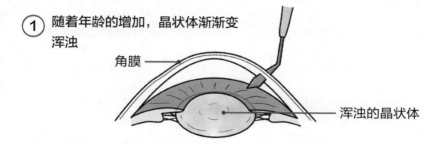

角膜

浑浊的晶状体

② 摘除浑浊的晶状体

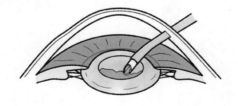

③ 植入多焦点人工晶状体

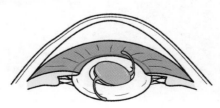

日本现存最古老的老花镜

世界上眼镜最早出现于13~14世纪的意大利，发明者不详，说法有很多，但是当时意大利的画作描绘着用手扶着没有架子的眼镜读书的修道士和学者的身影，这些主要是老花眼用的凸面镜。

在日本静冈县久能山东照宫宝物馆内，珍藏着一副据说是德川家康喜欢用的老花镜。这副眼镜是日本现存最古老的老花镜，2015年德川家康400年忌辰时由静冈县眼镜组织仿制。这样一想，不论是现在还是以前，人类的历史就是老花镜的改良历史，自古至今，看和读都是不可缺少的。

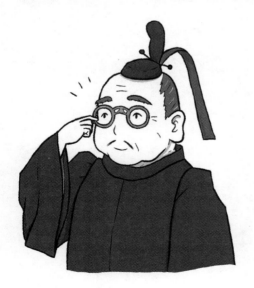

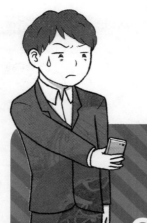

第 **4** 章

20 多岁也能
变成老花眼?
什么是手机老花眼

除了随着年龄增加出现的老花眼以外,
在二三十岁的年轻人中,患手机老花眼的
人不断增加。
本章将为大家详细介绍什么是手机老花眼,
以及与真正的老花眼的不同。

在年轻人中急增的手机老花眼

就像序章"老花眼检查"介绍的那样，除了已经变成老花眼的老年人以外，越来越多二三十岁的年轻人，开始出现和老花眼相同的症状，很难看清近处的物体。

最近日本越来越多的年轻人来到眼科就诊，说自己出现了"很难看清近处的物体""傍晚以后很难看清文字"等和老花眼相同的症状。

长时间使用计算机、智能手机、平板电脑、游戏机等有显示屏的电子产品，会对眼睛和身心产生恶劣的影响，也就是视频显示终端（visual display terminal，VDT）综合征，手机老花眼是这种疾病的症状之一。

早上、白天、晚上，一整天光盯着手里的手机屏幕看的话，眼球一直在近处聚焦，因此眼肌会出现收缩、痉挛等状况。无法想象没有手机的日子，手机已经完全融入了我们的生活中。

年轻人应该注意这种全新的现代病带来的健康问题。

二三十岁的年轻人因为使用智能手机而过度用眼

二三十岁的年轻人，工作时使用计算机，上下班路上的空闲时间及晚上睡前的个人时间一直都在盯着手机。醒着的时候，眼睛不停地盯着手边的智能手机和平板电脑，导致用眼过度。而且长时间保持不自然的拿手机的姿势，会对肩膀和颈部造成非常大的负担，颈部肌肉疲劳和眼疲劳等症状也会变得越来越严重。

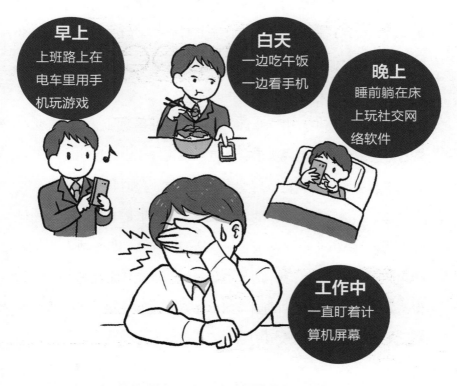

早上
上班路上在电车里用手机玩游戏

白天
一边吃午饭一边看手机

晚上
睡前躺在床上玩社交网络软件

工作中
一直盯着计算机屏幕

一整天一直处在过度
用眼的状态

手机老花眼的焦点调节能力
会暂时性降低

　　手机老花眼是俗称，医学上把这种症状称为"眼功能调节紧张"或"眼功能调节痉挛"。长时间盯着手中的手机看，过度用眼的结果就是眼球中负责聚焦功能的睫状肌处于疲劳状态，晶状体的厚度无法调节，聚焦功能暂时降低。

　　当视线的集中点由近及远或者由远及近移动时，如果出现经常看不见或者视物模糊等症状，就表明视线集中点移动的聚焦能力低下。患了手机老花眼后，大部分人过一段时间眼睛的焦点就会确定下来。和随着年龄的增加聚焦能力降低的老花眼不同，年轻人的手机老花眼，大多只是一种暂时的症状，极少数人在症状恶化后，会陷入焦点固定的状态。虽然这种症状由计算机引发，但是如果长时间在15~20厘米的距离看手机屏幕上的文字图片，容易比用计算机出现更严重的症状。

手机老花眼的眼球状态

看远处的物体和近处的物体时，眼球的晶状体会改变厚度，改变有聚焦功能的睫状肌的状态。手机老花眼就是过度使用睫状肌，导致其长时间处于看近处物体模式的状态。不仅聚焦能力降低，还会出现眼疲劳和眼干涩等症状。

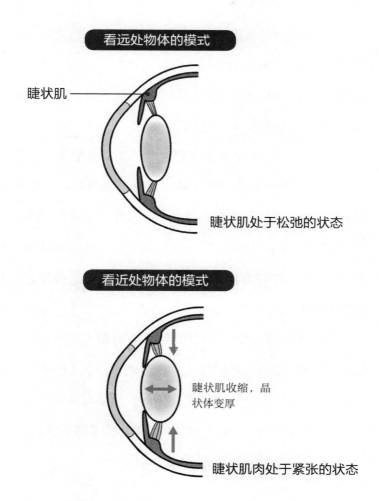

看远处物体的模式

睫状肌

睫状肌处于松弛的状态

看近处物体的模式

睫状肌收缩，晶状体变厚

睫状肌肉处于紧张的状态

手机老花眼和老花眼的区别

手机老花眼是指因为经常看近处，睫状肌陷入紧张的状态，眼球很难聚焦，导致很难看清物体的状态。但是，这只是一种暂时的症状，减少使用手机的时间，让眼睛多休息，以及做眼部训练能让眼睛恢复。

但是老花眼是因为随着年龄的增长，聚焦能力低下引起的，从40岁左右开始，看近处的物体时变得不清楚。这是随着年龄的增加，睫状肌的调节能力减弱、晶状体慢慢变厚引起的。聚焦能力随着年龄的增加慢慢降低且无法停止，但是老花眼早期的时候，做眼部训练可能会延缓老花眼的恶化进程，使眼睛恢复到以前的状态。

举个例子，长时间弯腰工作，腰暂时挺不起来的状态相当于手机老花眼，随着年龄的增加，变得驼背的状态相当于老花眼。虽然手机老花眼和老花眼的起因不同，但是日常生活中，做眼部训练、改善生活习惯、吃对眼睛有益的食物非常重要。

手机老花眼和老花眼的区别

手机老花眼

长期使用手机会导致睫状肌处于紧张状态，且晶状体厚度难以调节，暂时难以看清近处和远处的物体。

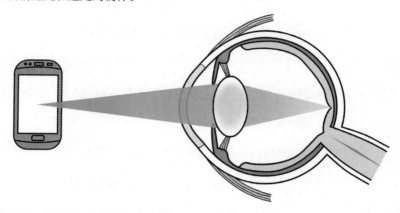

老花眼

随着年龄的增加，聚焦能力变弱，睫状体调节能力减弱，晶状体变硬，晶状体的厚度无法调节，因此经常看不清近处的物体。

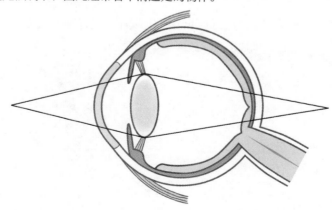

怎样预防手机老花眼

　　为了预防手机老花眼，除了缩短手机的使用时间、让眼睛充分休息以外，眼部训练（参见第5章）、缓解眼疲劳（参见第6章）、多吃对眼睛有益的食物（参见第7章）、设置一个对眼睛有益的手机使用方法等都十分有效。

　　手机屏幕发射的蓝光波长比紫外线更短，因此更容易发生散射，而且强烈的光线会让眼睛变得疲劳和出现疼痛的症状。因此需要将手机屏幕调节至不亮不暗的程度，并且将文字的大小调整为一个更加适合的大小。

　　佩戴防蓝光眼镜以及在手机屏幕上张贴防蓝光手机膜，也可以缓解眼疲劳。而且，即便还没出现手机老花眼的人，也要使用这些方法预防手机老花眼。

手机老花眼的预防

·做眼部训练（参见第 5 章）

·缓解眼疲劳（参见第 6 章）

·多吃对眼睛有益的食物（参见第 7 章）

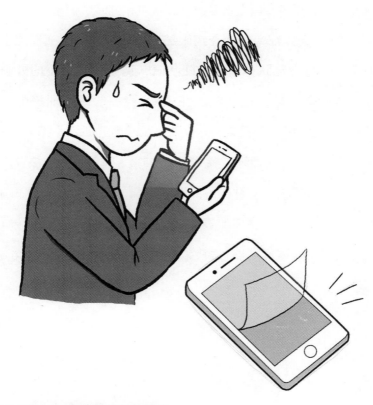

·将手机设定为对眼睛更好的模式

（贴防蓝光手机保护膜，调节手机屏幕的亮度和文字的大小）

推荐做消除手机老花眼的眼部训练

不管是手机老花眼还是老花眼，每天进行眼部训练都会起到改善症状的作用。焦点主要通过睫状肌和虹膜肌调整。

第5章会详细为大家介绍眼部训练的方法。眼部训练主要是为了放松调节晶状体厚度的睫状肌，调整瞳孔大小的虹膜肌，以及让眼球转动的眼外肌。在第5章介绍的眼部训练中，推荐"8点凝视训练（参见第88~89页）""远近训练（参见第90~91页）""视线移动训练（参见第92~93页）"等训练方法。

对于只需要几分钟的眼部训练来说，如果每天早上、白天、晚上坚持做的话，会增加效果。就像每天锻炼和做瑜伽一样，也要每天坚持做眼部训练，将因为手机而过度使用的眼睛变得健康起来。

不管是手机老花眼还是老花眼，
都要养成每天做眼部训练的习惯

第5章介绍的眼部训练

· 8 点凝视训练（参见第 88~89 页）

· 远近训练（参见第 90~91 页）

· 视线移动训练（参见第 92~93 页）

以上训练方法可以缓解手机老花眼

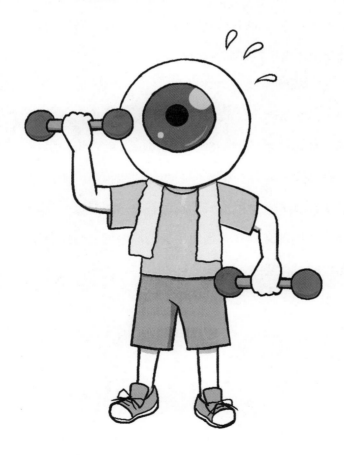

需要设定不使用手机的时间

虽然完全不使用手机是不可能的，但是每天可以有意识地设置一个不使用手机的时间。

- 乘电车和巴士的时候可以不看手机，远眺窗外的风景。
- 睡觉前不看手机。
- 吃饭时不看手机。
- 周末不看手机。

如果将使用手机的时间改为运动或第5章介绍的眼部训练的话，可以起到改善视力、延缓老花眼发展的作用。另外，推荐第6章介绍的缓解眼疲劳的方法，眼部美容及按摩穴位。

即便每天慢慢减少一点儿使用手机的时间，也试着留出一些不使用手机的时间吧！

数码排毒，推荐"手机断食"

对于忍不住时时刻刻看手机、有手机依存症的人来说，建议将自己置身于有意识地不与网络连接的状态中，也就是进行数码排毒。

在美国，甚至有在没有网络的小岛和避暑地进行数码断食的旅程。日本厚生劳动省也调查了这样的项目，期待落地实施。

通过仅在周末休息的时间，有意识地不使用手机，将自己从过度用眼的状态解放出来；或者来一趟不使用网络的短途旅程及出门活动也可以。

对于真正的老花眼来说，也推荐进行"手机断食"。

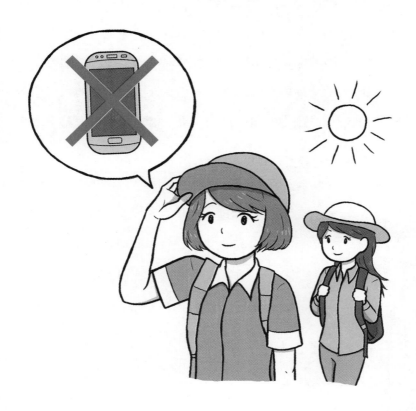

手机不仅引起年轻人的手机老花眼，还会使老年人的老花眼不断恶化

虽然越来越多二三十岁的年轻人患上了手机老花眼，但是最近喜欢用手机和平板电脑的中老年人也越来越多。

对于老花眼越来越严重的老年人来说，离不开可以随意放大文字、有明亮的液晶屏幕的智能手机和平板电脑。有的人将老花眼看不清的细小印刷文字用手机拍下来，然后在手机屏幕上随意放大后阅读。

年轻人的手机老花眼是长时间看手机屏幕引起的暂时性眼肌

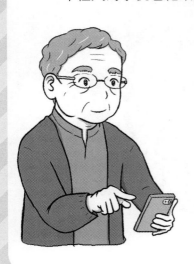

僵硬，但是对于已经变成老花眼的老年人来说，长时间使用手机可能会让眼睛的聚焦能力变得更差。

使用第5章介绍的眼部训练方法锻炼眼睛的同时，还需要决定使用手机和平板电脑的时间，彻底改正自己使用手机的习惯。

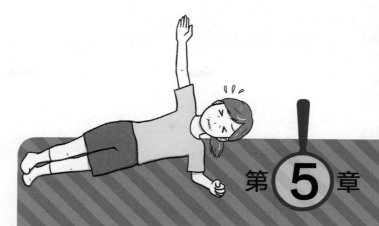

锻炼眼部肌肉
每天通过眼部
训练来防止老花眼

治疗老花眼的眼部训练（眼球训练）是，
通过放松眼部的肌肉和组织，
来保持眼部年轻的训练方式。
每天持续做眼部训练，可以防止眼部继续
老化，延缓老花眼的出现。

锻炼眼部肌肉的必要性

眼部训练（眼球训练）是一种保持眼睛年轻健康的训练方法。就像每天走路或锻炼会一直保持年轻的身体一样，日复一日的努力也可以起到锻炼眼睛的作用。

从外面可能看不出来，但是眼球及眼球周围有眼外肌和眼内肌两种肌肉群。眼内肌又包括虹膜肌和睫状肌。引起代表老花眼的调节异常的原因之一就是，睫状肌功能减退。

眼外周的眼轮匝肌、上睑提肌等，负责眨眼的功能。每天有意识地训练眼部肌肉，可以促进眼周血液循环和代谢，不仅可以改善老花眼看不清近处物体的症状，还可以防止皮肤松弛、暗沉等衰老现象，消除眼疲劳等眼部问题。

每天努力一点，日积月累可以起到抗衰老的效果。

眼部肌肉有两种类型

眼部肌肉有眼外肌（参考右图）和眼内肌两种类型。眼内肌是位于眼球内侧的肌肉，包括虹膜肌和睫状肌。虹膜肌是位于黑眼球的部分，主要负责调节光线；而睫状肌则通过调节晶状体的厚度来调节看远处或近处的物体。

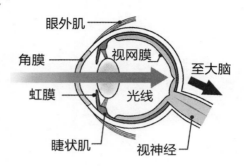

支撑眼球的 6 块肌肉

眼球周围连着上斜肌、下斜肌、上直肌、下直肌、内直肌、外直肌。这6块肌肉通过反复收缩和松弛，左右协调来控制眼球每天进行上万次的运动。

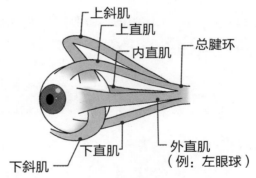

眼轮匝肌

位于眼睛周围，负责上下眼睑闭合的肌肉。上睑提肌和穆勒肌主要负责睁眼的功能。

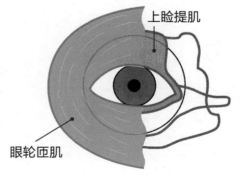

每天做多长时间眼部训练较好

下面介绍的眼部训练都是只需要花费几分钟时间就可以做到的简单训练。

如果你每天有锻炼或者走路的习惯，可以在锻炼身体的时候进行，或者灵活运用上下班路上的时间。也可以在做家务时、出门前化妆时、工作中的休息时间等进行眼部训练，多找找这些细小的时间碎片。

做眼部训练和减肥一样，看到效果才有坚持下去的动力。因此，定期用序章中的近视视力表，确认一下自己的视力上升到什么程度吧。

每天训练非常重要，要养成做眼部训练的习惯。开始，每天早上、白天、晚上做三次眼部训练，最少坚持3个月的时间。

开始眼部训练之前需要注意的事情

· 对于除了老花眼以外、有其他眼部疾病的人来说，不能太期待眼部训练的效果。眼部出现不适的话，不要犹豫请马上去医院！

· 每天早上、白天、晚上做 3 次，最少坚持 3 个月。

· 戴着眼镜或隐形眼镜也可以做眼部训练。

· 在室外和有空调的室内，要注意防止隐形眼镜脱落。

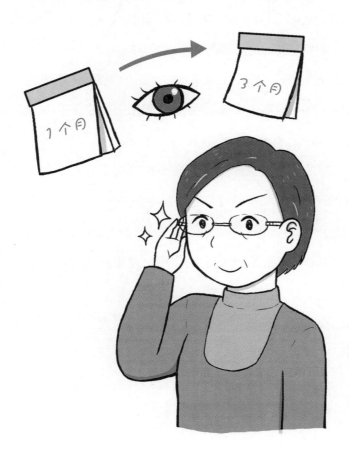

值得推荐的眼部训练组合

　　如果已经养成了每天做眼部训练的习惯，在任何时间、任何地点都可以做。做眼部训练不需要像走路或锻炼身体前那样的热身准备，灵活运用每天的空闲时间来做眼部训练吧。

　　如果有时间的话，还可以将第6章介绍的缓解眼疲劳的方法，如泡澡或眼部美容等与眼部训练结合起来，这也是非常有效果的。

　　只不过，想要对抗老花眼，身体全部都要抗衰老。不仅仅要做眼部训练，还要多吃对眼睛有益的食物（参见第7章）、改善生活习惯（参见第8章）。将改善饮食、生活习惯与眼部训练结合起来，这样整个身体才能达到抗衰老的作用，让眼睛和身体全部保持健康。

　　平时吃的食物会为你的身体和眼睛提供营养物质，平时的生活方式可以影响你的衰老程度。为了防止随着年龄增加出现的衰老现象，拥有健康的眼睛和身体，同时实践对抗老花眼的三大措施非常重要。

想要利用眼部训练来治疗老花眼，必须做到以下三点

· 养成每天进行眼部训练的习惯（参见本章）

· 多吃对眼睛有益的食物（参见第 7 章）

· 改善生活习惯（参见第 8 章）

将改善饮食、生活习惯与眼部训练结合起来，可以达到非常好的效果。

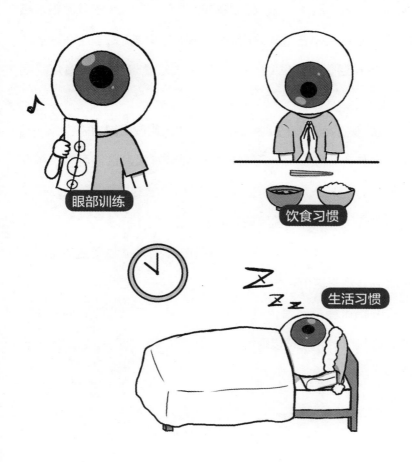

眼部训练

饮食习惯

生活习惯

3 点斜视训练（锻炼眼内肌）

3点斜视训练（锻炼眼内肌）为通过训练造成老花眼原因之一的睫状肌（眼内肌），来改善眼睛的调节功能。就像最近越来越多的手机老花眼一样，长时间看近处的物体时，为了能够聚焦，睫状肌会长期保持紧张的状态，导致出现暂时性无法聚焦的症状。

3点斜视训练的方法为：两只黑眼球快速做出向内斜视（斗鸡眼）的动作（辐辏）后，再看远处的训练方法。这样可以缓解睫状肌紧张，使其恢复原本的功能。对于没办法做到斗鸡眼这个动作的人来说，可以换成简单的两眼向内凝视动作。

给大家介绍一个小技巧，看圆的中心点时，眼睛猛地用力就可以做到斗鸡眼这个动作了。

最开始可能不习惯，但是这个动作不仅可以刺激眼内肌（虹膜肌和睫状肌），还可以缓解眼疲劳。

3 点斜视训练（锻炼眼内肌）

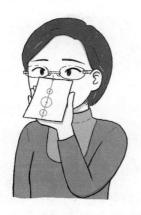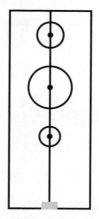

这是一种通过锻炼功能减退的睫状肌，达到改善眼睛调节功能的训练。

① 将粉色的部分放在鼻梁上，脸和卡片形成一个直角。

② 两眼盯着最远处圆的中心点 1 秒。

③ 接着两眼盯着中间圆的圆心 1 秒。

④ 最后两眼盯着最近的圆心 1 秒。

⑤ 重复 3 次上面②～④的动作。

⑥ 早上、白天、晚上，每天训练 3 次。

· 盯着圆心的时候，两眼要像斗鸡眼一样用力。

· 不论是裸眼、戴眼镜，还是戴隐形眼镜，都不影响训练。

· 每天坚持训练，隔一段时间就用近视视力表确认一下训练效果。

※3点斜视训练的原型是眼科医生井村上树的近视辐辏票。

8 点凝视训练（锻炼眼外肌）

　　8点凝视训练是运动眼球周围的眼外肌的训练方法。以眼睛为中心，依次向上、左斜上、左、左斜下、下、右斜下、右、右斜上8个方向，做出快速凝视的动作。此训练不仅可以刺激眼外肌，还可以刺激眼内肌。逆时针和顺时针方向各做一次为一组。

　　8点凝视训练不是眼球一直不停地转来转去，而是眼球要停在每一个方向，并且做出凝视的动作。眼球转动不仅可以促进眼外肌的血液循环，还会让脸色变得红润。

　　可以将以锻炼眼内肌为中心的3点斜视训练与以锻炼眼外肌为中心的8点凝视训练结合起来，同时刺激眼内肌和眼外肌。

8 点凝视训练（锻炼眼外肌）

❶ 左、右两只黑眼球依次按照上、左斜上、左、左斜下、下、右斜下、右、右斜上 8 个方向转动，眼球不是连续不停地转动，而是在每个方向停下来、做出凝视的动作。

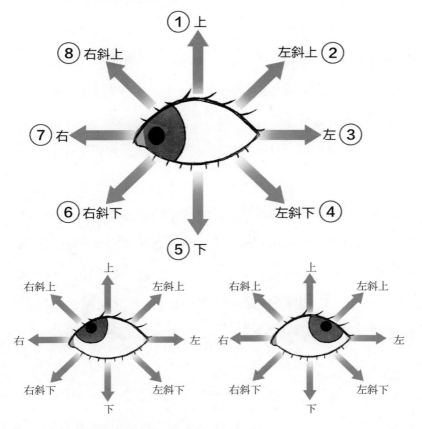

❷ 向右转动眼球之后，还可以向左转动。
在转动眼球的时候，每个方位都要凝视。

※脸朝向正面，只转动眼珠。可以和3点斜视训练结合起来。

远近训练（锻炼睫状肌）

远近训练为交叉看近处和远处的物体，依次调节眼睛聚焦能力的训练方法。在近处聚焦时，睫状肌就会收缩；而当在远处聚焦的时候，睫状肌就会慢慢放松。通过肌肉反复收缩和松弛，晶状体的厚度会发生改变。

除了可以使用自己的拇指以外，还可以用笔尖代替作为焦点的标记。

也可以在景色好的室外，选择一个距离眼睛50厘米的物体和一个距离眼睛3~5米的物体作为标记，交替变换焦点来做训练。

另外，还可以透过办公室的窗户猛地眺望远处，进行远近训练。每天可以进行多次训练，养成在工作之余做眼部训练的习惯。

远近训练（锻炼睫状肌）

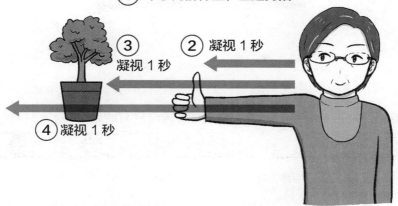

① 单手向前伸直，竖起拇指

② 凝视 1 秒

③ 凝视 1 秒

④ 凝视 1 秒

① 单手向前伸直，竖起拇指。

② 凝视拇指指尖 1 秒。

③ 接下来将目光转到距离 3~5 米的地方，决定一个视觉对象，凝视 1 秒。

④ 重复②和③的动作 30 回。

※远处的对象，画、家具、塑料瓶等都可以。
※每天可以进行多次。
※远近训练可以缓解眼疲劳。

视线移动训练（锻炼眼外肌、睫状肌）

　　视线移动训练是锻炼眼外肌和眼内肌的训练方法。此训练又称追随性眼球运动，眼球追随着线条转动，有收缩和放松眼外肌和睫状肌的效果。一目十行或者无法看到每一个文字的人可能没办法进行追随性眼球训练。请用这项训练来训练自己的视线吧。

　　视线移动训练的方法为，从第93页图片的起点到终点，目光跟随线条移动。视线移动的时候，不要移动面部，仅仅移动视线就行。

　　和之前提到的远近训练方法不同，只有快速移动视线才能起到锻炼睫状肌的作用。还可以用同样的方法，视线追随一些曲线、螺旋状线条及迷宫类的线条来做训练。有意识地选择自己喜欢的线条，用视线追随线条的方法去训练眼外肌和睫状肌。

视线移动训练（锻炼眼外肌、睫状肌）

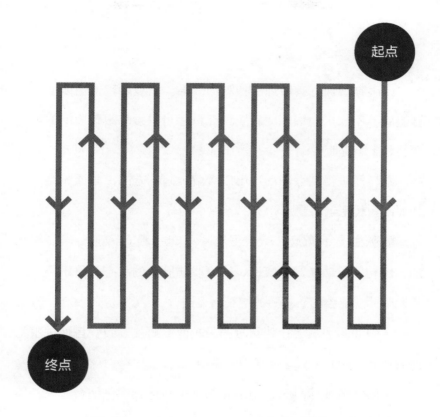

① 按照上图的线条，从起点到终点，视线准确快速追随线条移动，不要移动面部，仅移动视线。

② 到达终点以后，接下来再从终点准确快速追随线条返回起点。

※要点：尽量快速移动。
※将往返一次的时间目标定为20~30秒，快速仔细地移动视线。

闭眼睁眼训练（锻炼睫状肌、眼轮匝肌）

闭眼睁眼训练有锻炼睫状肌的效果。重复循环快速闭上、睁开眼睛，不仅可以锻炼睫状肌，而且还可以锻炼眼睛周围的眼轮匝肌和上睑提肌。

眼轮匝肌得到锻炼后，可以缓解眼睛下方的黑眼圈和眼袋等让面部看起来老的原因。

静脉血流不畅及疲劳会很容易引起黑眼圈，随着年龄的增加，眼轮匝肌功能逐渐衰退、眼下脂肪肥厚的状态就是眼袋。眼轮匝肌的功能会随着年龄的增长而衰退。

闭眼睁眼训练会让睫状肌和眼轮匝肌更加紧致，且促进眼部血液循环，因此可以让面部看起来更加年轻。

在眼疲劳或休息时，闭眼睁眼训练与远近训练结合起来，还可以起到放松心情的作用。

闭眼睁眼训练（锻炼睫状肌、眼轮匝肌）

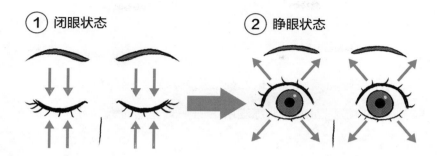

① 闭眼状态   ② 睁眼状态

① 闭眼状态：快速闭上眼睛2秒。

② 睁眼状态：接下来快速睁开眼睛维持2秒。

③ 重复上述的动作3~5次。

卧蚕和眼袋的区别

年轻时柔软饱满的卧蚕是一种魅力的象征，但是，随着年龄的增加形成的眼袋则是脂肪的囤积。

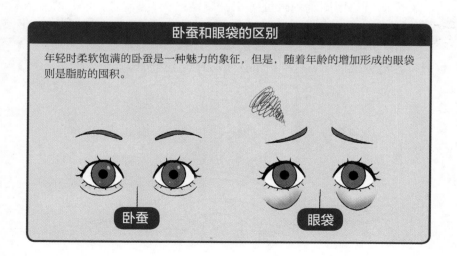

卧蚕   眼袋

周围视野训练（锻炼眼内肌、眼外肌）

周围视野训练是通过扩大视野范围来扩大眼球转动范围的训练方法，也被称为远近训练应用中的平面远近训练，可以锻炼眼内肌和眼外肌。

在这里，我们重点介绍将随机排列的数字按照顺序找出来的方法，除此之外，在格子里放数字的方法，以及寻找文字和英文字母表的方法，也能起到相同的效果。一定要注意的就是，不要移动面部，只用目光追随数字或文字移动即可。

运动员会用周围视野训练来开阔自己的视野，每天只是盯着计算机或手机屏幕看近处物体的人，如果不进行这样的训练，视野就容易越来越小。这种训练还可以让大脑更加灵活。

周围视野训练（锻炼眼内肌、眼外肌）

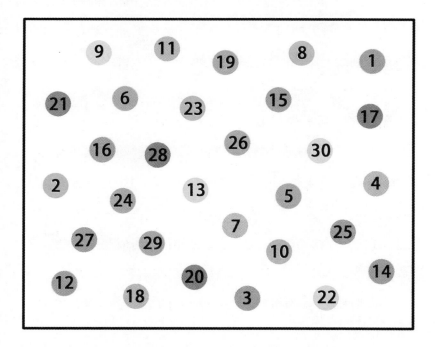

寻找数字。在排列杂乱的数字图片中，按1~30的顺序排列数字。

※将目标时间定为2分钟，快速移动视线。

动体视力训练（锻炼眼内肌、睫状肌）

动体视力训练为快速转动眼球，捕捉正在运动的物体并且聚焦的强化动体视力的训练方法。随着年龄的增加，动体视力会越来越低，视线无法捕捉到正在飞的网球，在人群中的时候容易被旁边的人撞到。

在日本，年龄超过70岁的话，续展驾照的时候，一定会检查动体视力，因为动体视力衰退之后，开车时会漏掉路旁的标识。

动体视力训练分为两种：捕捉左右运动物体的横向动体视力训练及捕捉前后运动物体的纵向动体视力训练。在这里为大家介绍使用自己手指训练的方式。除此之外，还可以在乘坐电车或公交车的时候，视线追随车窗外可以看见的车站名称和广告牌。

即便最开始比较困难，慢慢也能很好地捕捉到移动的物体。

动体视力训练（锻炼眼内肌、睫状肌）

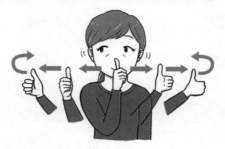

● 横向动体视力训练（手指左右移动）

(1) 将活动相对灵活的一个拇指竖起来，左右移动，保持头部不动，仅用目光追随指尖。

(2) 开始慢慢移动，逐渐加快速度。

(3) 重复 10 次左右。

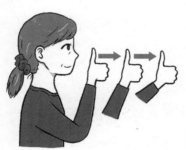

● 纵向动体视力训练（手指前后移动）

(1) 将活动相对灵活的一个拇指竖起来，前后移动，保持头部不动，仅用目光追随指尖。

(2) 开始慢慢移动，逐渐加快速度。

(3) 重复 10 次左右。

※头部很容易一起移动，但是一定要只移动视线。
※最开始速度慢一点，逐渐加速。

微笑训练①（锻炼面肌）

　　为了加强对老花眼的治疗，可以将放松与眼睛相连的面肌（面部控制表情的肌肉）结合起来。锻炼面肌可以促进面部血液循环，给眼睛带来好的影响。

　　例如，锻炼负责提拉眼皮的上睑提肌可以防止眼皮臃肿和闭眼时额头出现皱纹。首先，请大家看一下第101页的图，了解一下面部的每一块肌肉支撑及构成面部的哪一部分。虽然面部肌肉总是在无意识地运动，但是掌握正确的训练方法会让嘴角上扬、让面部重返年轻与活力。

　　模特们为了锻炼面肌、做出表情丰富的微笑，会进行一系列训练，而微笑训练就是参考了这种训练方法。第102~103页介绍的5个动作为1组，最少要做3组。

面肌（表情肌）

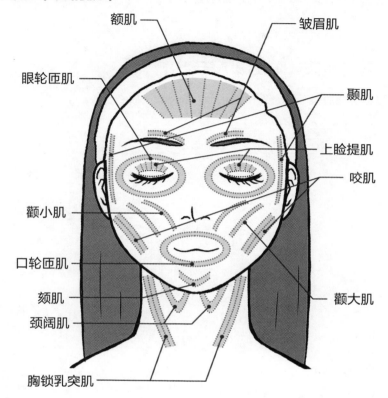

額肌 —
皺眉肌 —
眼轮匝肌 —
颞肌 —
上睑提肌 —
咬肌 —
颧小肌 —
口轮匝肌 —
颏肌 —
颈阔肌 —
颧大肌 —
胸锁乳突肌 —

● **面部肌肉**

如果面部的所有肌肉都变得紧致，就会消除脸颊和下巴的松弛状态，脸会变小。

> **锻炼面肌有效的部位**

额头的皱纹 / 眼皮臃肿 / 鱼尾纹 / 黑眼圈、眼纹
脸颊的皱纹 / 法令纹 / 下巴臃肿、双下巴 / 颈部皱纹

微笑训练②（锻炼面肌）

锻炼面部肌肉，防止眼睛衰老！

有意识地使用肌肉 ①~⑤各做3次为1组，做3组。

● 口角提肌训练

(1) 放松嘴角，轮流上扬左、右嘴角。重复 3 次。

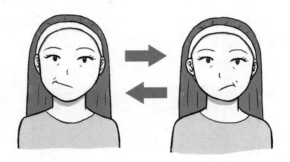

● 上唇提肌训练

(2) 嘴唇紧闭向上，然后停止用力。重复 3 次。

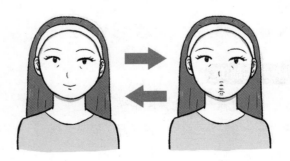

● 上睑提肌训练

(3) 在眉毛上扬的状态下，不要牵动额头的肌肉，用两只手紧紧按着额头。然后突然睁开、紧闭双眼。重复 3 次。

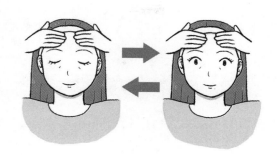

● 颧大肌训练

(4) 用食指轻轻按着嘴角，左、右交叉相互提拉嘴角。重复 3 次。

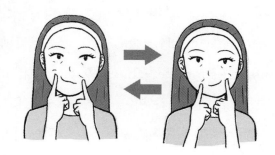

● 颧小肌训练

(5) 将食指放在鼻翼两侧，左、右同时向上提拉。重复 3 次。

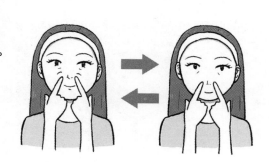

可以在家里和公司顺便做的眼部训练

　　在公司或家里也可以做眼部训练。稍微改变下自己的想法，在日常生活中，可以将眼部训练与工作、生活结合起来，做一些不用勉强、长久持续的训练。

　　在家里，可以在大扫除、清洗衣物、做饭等的碎片时间，做3点斜视训练（参见第86~87页）和8点凝视训练（参见第88~89页）。在阳台上晾衣服的时候，是做远近训练（参见第90~91页）和周围视野训练（参见第96~97页）最佳的时机。在洗手池整理着装及泡澡前后，看着镜子的时候，就可以进行闭眼睁眼训练（参见第94~95页）及微笑训练（参见第102~103页）。

　　在公司的时候，可以灵活运用午餐时间和在茶水间休息的时间做3点斜视训练和8点凝视训练，这样不仅能预防老花眼，还可以消除盯着计算机屏幕产生的眼疲劳。

可以将眼部训练融入日常生活中

家庭

做家务的间隙

3点斜视训练（参见第86~87页）、8点凝视训练（参见第88~89页）、远近训练（参见第90~91页）、周围视野训练（参见第96~97页）。

梳妆台前或入浴前后

闭眼睁眼训练（参见第94~95页）、微笑训练（参见第102~103页）。

上下班路上乘车时

远近训练、周围视野训练、动体视力训练（参见第98~99页）。

公司

午餐时间、在茶水间喝咖啡的时间

3点斜视训练、8点凝视训练

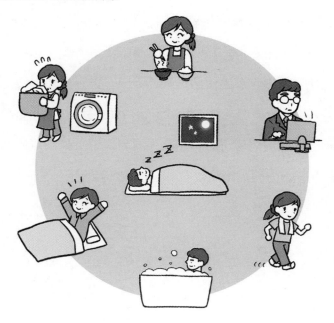

乘坐电车时可以进行的眼部训练

　　乘坐电车或公交车时，人们大多在看手机。经常见到整个车厢的乘客都在玩手机的情形。处理私事、工作、学习、阅读、听音乐、玩游戏，手机几乎可以满足你的所有需求，但是对于有老花眼的人来说，要尽量避免养成长时间看近处物体的习惯。上下班路上或外出乘坐电车时，尽量不要使用手机，养成做眼部训练的新的生活习惯吧。

　　在公交车内，尽量透过窗户看远处的景色或广告牌上的文字，即进行动体视力训练（参见第98~99页）。作为远近训练的实际应用方法，可以在车内按照远处、中间、近处移动视线的集中点。在别人面前做微笑训练（参见第102~103页）可能会害羞，但是这两种训练方法应该可以无惧路人的目光。另外，以一站为一个时间区间也很方便。养成在电车内锻炼眼睛的新习惯吧。

电车也可以是做眼部训练的场所

电车内，是做以下训练最佳的场所！
将电车当作眼部训练的场所，努力训练吧！

· 远近训练（参见第 90~91 页）

· 视线移动训练（参见第 92~93 页）

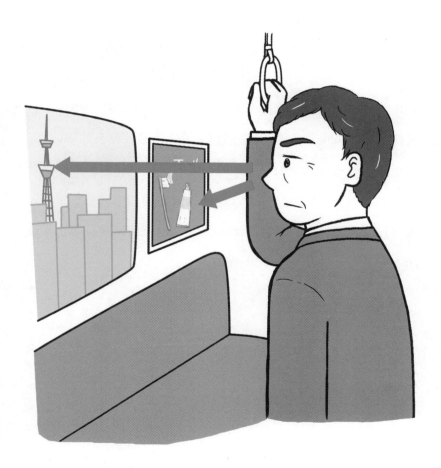

养成每天做眼部训练的习惯

　　做眼部训练不需要复杂的技巧，短时间内也能简单完成，坚持时间越长，越容易看出效果。没有必要每天去健身房，也不用像减肥那样一味忍耐。只是需要长期的坚持，而且无法立刻见到效果，一旦出现瓶颈就很多人总是坚持不下来。在生活中是否养成做眼部训练的习惯并且重复进行，会决定是不是有效果。

　　开始没有养成做眼部训练的习惯时，可以将眼部训练组合方法贴在可以看到的地方，有意识地去做眼部训练。当不看笔记也能够连续完整地做完一套眼部训练时，每天结束时在笔记本或日历上记录当天是否做够3次训练。

眼部训练是否有效果就在于是否养成了习惯

· 开始没有养成做眼部训练的习惯时，可以将眼部训练组合的方法贴到可以随时看到的地方。

· 每天结束后，将当天是否做了 3 次训练记录在笔记本或日历上。

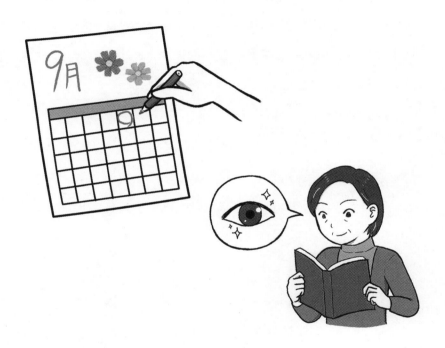

努力养成的习惯是有益的。

——康德[※]

※康德是8世纪德国的哲学家，批判哲学的创始人。

觉得眼部训练很累的人适用的恢复方法

在还没有习惯做眼部训练的人中，有人可能会觉得依照本章介绍的3点斜视训练（参见第86~87页）和8点凝视训练（参见第88~89页）等，做斗鸡眼或转动眼球的训练方式特别累。这时，可以做远近训练（参见第90~91页）、闭眼睁眼训练（参见第94~95页）来缓解眼疲劳。

另外，用毛巾热敷及泡澡让体温升高可以缓解长时间盯着计算机或手机屏幕带来的恶劣影响。总之，保温可以有效缓解眼疲劳。到彻底习惯做眼部训练之前，可以试一下这样的护理方式。后面介绍的全身伸展运动（参见第112~113页）也可以起到缓解眼疲劳的作用。

不论是眼睛还是身体，它们都是互相连结着的。除了眼部训练以外，也要努力放松眼睛和身体。

对眼部训练感到疲劳的人来说

· 保温可以缓解眼疲劳。

· 眼部训练可以与全身伸展运动（参见第 112~113 页）结合起来，
  缓解眼疲劳。

· 远近训练（参见第 90~91 页）、闭眼睁眼训练（参见第 94~95 页）
  可以缓解疲劳。

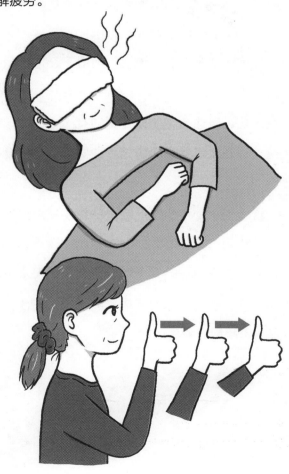

全身伸展运动

　　除了将眼部训练与锻炼面肌的微笑训练结合起来以外，还可以加入加快全身血液流动的简单伸展动作。

　　在做眼部训练加速眼部血液流通的前提下，伸展全身可以更加有利于加快眼睛、面部、身体等全身的血液流动。

　　全身伸展运动可以让全身的血管更加有活力，促进氧气和营养物质的供给，以及二氧化碳和废弃物质的回收，对全身都起到非常好的效果。

　　颈部、上臂、腋下、小腿肚这四个部位要重点做伸展运动。特别是小腿肚被称为"第二心脏"，非常重要。小腿肚的伸展运动可以缓解血液淤积，从而消除下半身水肿，使得下半身至上半身的血液循环更加通畅。身体包括所有的部位。因此，放松身体的肌肉，还能促进眼部血液循环。

全身伸展运动

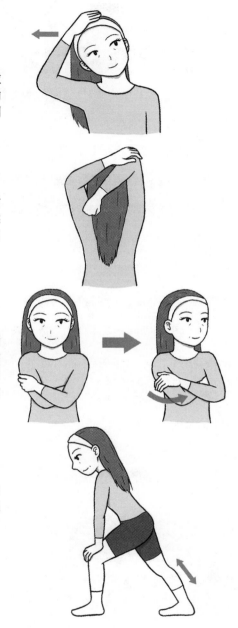

① 拉伸左右颈部

右手按着头，慢慢向右侧拉伸，拉伸左侧的颈部肌肉约20秒。然后用左手拉伸右侧颈部肌肉20秒。各做5组。

② 拉伸上臂

两手向上伸，右手放在左肘上，慢慢向下伸展20秒。然后左手放在右肘上，慢慢向下伸展20秒。各做5组。

③ 伸展腋下

右手插入左腋下，左右抱着身体，随后慢慢向左侧转动上半身，保持20秒。然后双手交换位置，做同样的动作。各做5组。

④ 伸展小腿肚

如图一前一后打开双腿，然后身体前倾，拉伸后方的腿20秒。然后双腿交换位置，做同样的动作。各做5组。

※①~④的伸展运动各做5次

眼睛要从根本上做抗衰老护理的时代

现在，抗衰老护理已经渗透到生活的每一个角落，想要做对抗眼角皱纹和黑眼圈这样皮肤护理的人非常多。即便有的人会通过按摩、美容缓解面部及眼部的酸痛，但是通过眼部训练来锻炼皮下支撑眼睛和脸部的眼部肌肉及面部肌肉的人应该不多。试着想一想，每天做肌肉训练，可以增加肌肉及维持肌肉的状态，同样，如果不锻炼眼部肌肉，就会从内部开始衰退。

提起眼睛的根本护理，很多人至今为止什么都没做。本章介绍的眼部训练就是最根本的眼部抗衰老护理。不管是目前还没意识到老花眼的人，还是已经看不清近处物体的人，都需要养成做眼部训练这个新的习惯。

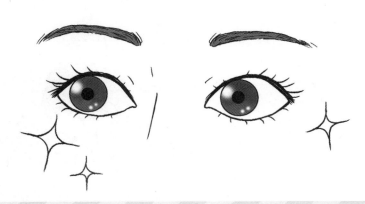

第6章

提高眼部训练
效果!
缓解眼疲劳

本章将为大家介绍多种
提高抗眼部衰老的眼部训练的效果、缓
解眼疲劳的方法。
如果有感兴趣的方法,就尝试一下吧!

眼睛比你想象的还要疲劳

　　老花眼看不清近处的文字。挪动或摘下鼻梁上的近视镜，勉强使用不合适的眼镜去看东西。白天，要长时间盯着计算机屏幕或者阅读大量的资料。乘坐电车的时候，也立刻拿出手机，在非常小的屏幕上玩游戏、刷网页、回信息。晚上睡前，躺在床上还要浏览各种社交软件。因为蓝光辐射导致很难进入深度睡眠。

　　生活在现代，我们不仅会变成老花眼，眼睛还会出现其他各种各样的问题。事实上，越来越多的患者因为眼疲劳或者眼不舒服到医院就诊，眼科也设置了眼疲劳门诊，可以使用眼疲劳测量器来测量睫状肌的疲劳程度，将眼疲劳数值化。

　　现代生活对眼睛造成了许多负面影响，自我护理眼睛可以预防老花眼和眼疲劳进一步恶化。眼睛处于超出想象的过度使用的状态，比我们想象的要疲劳。

现代人，眼睛被各种各样的问题所困扰
一起来保护眼睛吧！

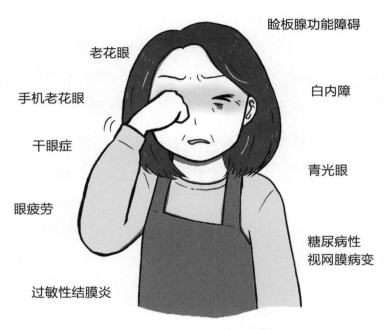

睑板腺功能障碍

老花眼

手机老花眼

白内障

干眼症

眼疲劳

青光眼

糖尿病性
视网膜病变

过敏性结膜炎

老年性黄斑变性

眼疲劳测定器

浜松光子学公司使用眼疲劳测定器将眼疲劳和计算机使用综合征图表化，是世界上第一次成功地客观测量眼疲劳。最近，有公司研发出新型号的眼疲劳测定器也特别有效。

"傍晚老花眼"的原因也是眼疲劳

前面第4章已经介绍过，在二三十岁的年轻人中越来越多的"手机老花眼"。而"傍晚老花眼"和"手机老花眼"的症状是相同的。到了傍晚，就看不清近处的物体，出现视物模糊、眼疲劳、睁不开眼等眼部不适的症状。

虽然"傍晚老花眼"的症状多见于年轻人，但是很多中老年人到了傍晚也会看不清近处的物体。这是因为，睫状肌在近处过度聚焦，导致眼球陷入无法聚焦的状态。

"傍晚老花眼"的应对措施包括：白天，尽可能让自己的眼睛定时休息，做眼部训练来松弛睫状肌的紧张状态。另外，用热毛巾或发热眼罩热敷眼睛也很有效。

如果无视眼疲劳的话，全身都会变得不舒服
如何应对"傍晚老花眼"

· 白天，将使用计算机或手机持续工作的时间缩短为 4 小时以内。

· 重新设置休息时间，配合眼部训练。

特别是重点进行3点斜视训练（参见第86~87页）、8点凝视训练（参见第88~89页）、远近训练（参见第90~91页）。

· 调整工作环境。

调整屏幕画面的亮度、对比度。注意室内外照射画面的光线和自然光。

· 尽量避免空调房中的眼干燥问题。

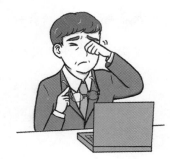

日本厚生劳动省对使用计算机的人的健康状态的调查结果显示，大多数人会出现眼疲劳、眼疼痛的症状。

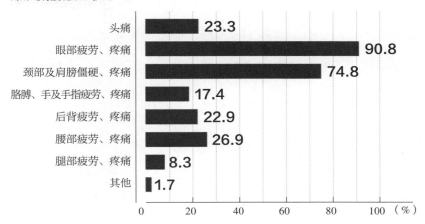

引自：日本厚生劳动省"2008年技术更新与劳动相关的实际状况调查"

要注意随着年龄增加出现的睑板腺堵塞

　　睑板腺是并排排列在上、下睑板中的小分泌腺，负责分泌覆盖在眼泪表面的油脂成分，可以起到防止眼泪蒸发的作用。随着年龄的增加，眼的调节能力下降，睑板腺功能减退，会引起睑板腺功能障碍，主要症状为眼疲劳、睁不开眼。

　　睑板腺功能障碍有两种类型：一种是睑板腺不能分泌出原本应该分泌的油脂（分泌减少型），另一种是油脂分泌过多（分泌过多型）。

　　日本的中老年人常出现的是分泌减少型睑板腺功能障碍，油脂分泌不足因此眼泪容易变得干涩，引起干眼症。治疗方法有使用滴眼液，热敷眼皮周边溶解结块的油脂的热熨法，以及眼部按摩等。

睑板腺的正面 / 剖面图

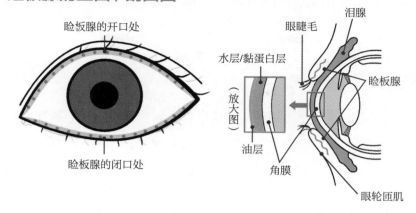

睑板腺的开口处

水层/黏蛋白层

眼睫毛

泪腺

（放大图）

油层

角膜

睑板腺

睑板腺的闭口处

眼轮匝肌

睑板腺功能障碍（MGD）

· 分泌减少型：不能正常分泌该有的油脂。

原因：随着年龄的增加，平衡遭到破坏，油脂成分凝固，眼皮受到污染，
摄入脂肪过多，眼妆污染等。乱用隐形眼镜也会引起这种疾病。

· 分泌过多型：油脂成分分泌过多。

改善方法

· 改善饮食习惯。

· 保持眼清洁。

· 注意眼部保温，使眼部更容易分泌固体油脂成分。

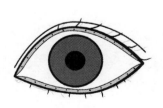

正常的睑板腺

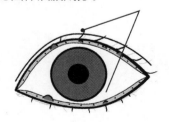

睑板腺堵塞、肿胀

放松睫状肌可以缓解眼疲劳

　　为了看清近处的物体，睫状肌处于紧张的状态，而眼部训练的主要目的就是使睫状肌放松。最有利于放松睫状肌的训练就是远眺。当眼感到疲劳时，就可以看距离1米（2~3米也可以）以上的地方，或者突然眺望远方，从而使睫状肌放松。

　　除了眼部训练以外，眼部保温也特别有效。眼部训练后，也以用毛巾热敷眼睛或者用发热眼罩，来让眼睛放松。

　　女性用的护眼美容仪可以用于眼部保温，通过蒸汽和加温功能来让眼睛发热。长时间使用计算机后或者睡觉前可以用有热蒸气、按摩及香氛功能的护眼美容仪来保养眼部。就像肩膀僵硬就要按摩一样，如果眼疲劳的话，可以自己做一些安全的眼部护理。

使睫状肌放松的方法

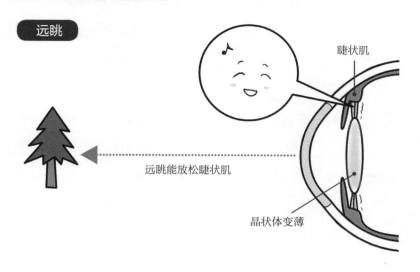

远眺

睫状肌

远眺能放松睫状肌

晶状体变薄

护眼美容仪

毛巾热敷、发热眼罩

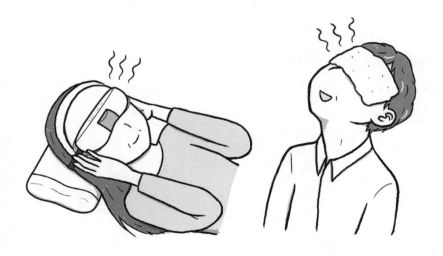

眼部保温，泡澡的同时做面部训练

　　眼部保温可以缓解眼疲劳。除此之外，请灵活运用泡澡的时间。

　　泡澡时，可以做简单的面部训练。一边躺在浴缸内，一边重点试一下微笑训练（参见第100~103页）和闭眼睁眼训练（参见第94~95页）。做完一组训练后，可以用热毛巾湿敷双眼，躺在浴缸里休息。

　　泡澡还能加速血液循环，同时，顺着淋巴液流动的方向轻轻按摩颈部、锁骨下、腋下、鼠径部、膝盖内侧的淋巴结，也能发挥一定的作用。淋巴通畅有助于废弃物质排泄，缓解水肿，加快身体新陈代谢。全身淋巴通畅后，对眼睛也有好处。

　　对于放松眼睛来说，泡澡绝对是一个不可错过的时机。

淋巴按摩的方向

淋巴管呈网状遍布身体各处。沿着图中箭头的方向，轻轻地按摩淋巴结。不可以用力太大。

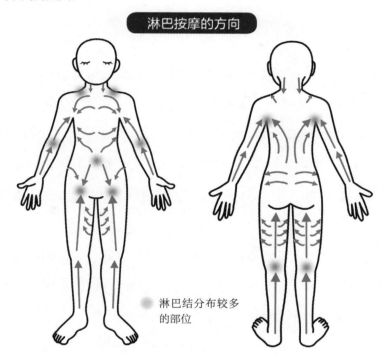

淋巴按摩的方向

● 淋巴结分布较多的部位

淋巴的作用

· 淋巴液将血液中所含氧气、营养物质输送至各个细胞。

· 在全身循环的同时，维持细胞的运动，回收、排泄废弃物质，消除病毒等异物。

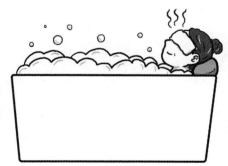

有效的眼部瑜伽训练

　　在一边用腹部呼吸，一边使用身体深层肌肉的瑜伽中，有一些对眼睛有益的姿势。一起做眼部瑜伽训练来护理老花眼吧。

　　比较简单的是，用双掌捂住双眼，然后慢慢进行腹式呼吸的 Palming。这个瑜伽动作可以缓解眼疲劳，因此在眼睛感到疲劳时，可以做此动作来休息一下。注意不要停止呼吸，让身体动起来。

　　猫式伸展。在不勉强自己的前提下，可以放松后背和肩膀，还可以转动眼球，因此推荐这种姿势。全身缓慢摆出一些动作的猫式伸展瑜伽有缓解眼疲劳、放松身体的效果。

　　除此之外，瑜伽中还有很多对眼睛有益的动作，选择自己喜欢的做吧。

搓掌按摩法 Palming（放松眼睛）

(1) 搓热双手。

(2) 手掌像碗一样扣在双眼上。掌心与眼球重叠。

(3) 缓慢地用鼻子吸气、嘴巴吐气。深呼吸重复 10 次。

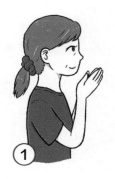 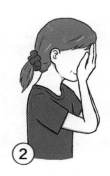 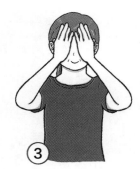

猫式伸展（放松后背、肩膀、眼）

(1) 跪在地上，一边呼气一边将
后背弓成圆形，眼睛看肚脐。

(2) 一边吸气，一边将下巴抬起、
向前伸。眼睛尽量看着额头。

(3) 脸恢复正面，只向左侧转动
颈部，眼球向左转动，看自
己的左脚和脚后跟。

(4) 右侧也要做同样的动作。

后背拱成圆形

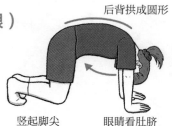

竖起脚尖　　　　　眼睛看肚脐

下巴抬起、向前伸

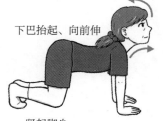

竖起脚尖

根据眼部症状选择是热敷还是冷敷

　　热敷眼睛可以放松睫状肌（参见第122页），从而缓解眼疲劳，当你的眼睛感到疲劳的时候，可以用这种方法使其恢复。用水浸湿毛巾，然后用微波炉加热，或者直接用热水浸湿毛巾然后拧干，敷在眼睛上。用毛巾热敷可以加快眼部血流循环，如果再滴上一滴精油的话，还能增强放松眼睛的效果。

　　如果眼部出现充血、疼痛、水肿等症状，或者出现炎症，需要用冷毛巾抑制炎症。可以用水浸湿毛巾，然后将其放置于冰箱冷藏或冷冻降温。如果急用冷毛巾的话，还可以用冰水泡一会儿然后放入冰箱急速冷冻。

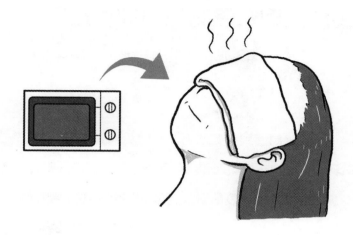

热毛巾的制作方法

用水浸湿毛巾后放入微波炉（500瓦）加热1分钟左右，就可以制作成热毛巾。
展开热毛巾，滴一滴自己喜欢的精油，可以提高放松眼部的效果。如果直接
热敷可能会烫伤，因此需要展开毛巾，确认温度已经降低至不会烫伤的温度
后，再湿敷。

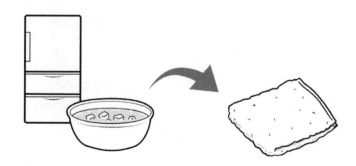

冷毛巾的制作方法

用水浸湿毛巾后，放入冰箱冷藏或冷冻，降温。如果急用冷毛巾的话，可以
用冰水浸泡毛巾，然后使用冰箱的急速冷冻功能。

头皮按摩对眼睛的护理作用

　　如果眼睛感到疲劳的话，脸和头就会觉得昏昏沉沉的。为了减轻老花眼引起的头痛和肩膀僵硬，可以自己按摩头皮。

　　用洗发水洗头发的时候，顺便按摩头皮非常方便。每次用洗发水按摩完头皮，就会减轻眼疲劳。做头皮按摩时，竖起指尖，但是不要用太大力气按压头皮。为了不损伤毛发，可以使用拇指以外的手指指腹，轻轻按摩头皮的穴位。头部有对眼睛有益的目窗穴和太阳穴。按摩完头皮之后，可以轻轻按压一下头部的穴位，放松眼睛深处。

头部的穴位

按摩完头皮之后，可以轻按目窗穴和太阳穴。目窗穴位于瞳孔正上方、前发际上2指的位置，对眩晕、头痛有效。太阳穴在耳廓前面，前额两侧，外眼角延长线的上方，对眼疲劳、眼充血、老花眼有效。

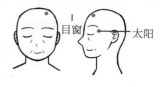

目窗　太阳

按摩头皮的方法

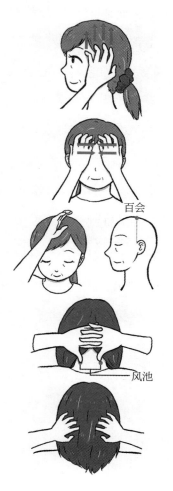

① 摩顶

用两手的食指、中指、无名指、小指的指腹，横着向上提拉头皮，一点一点慢慢向上推，重复4次。

② 梳发

将两手的食指、中指、无名指、小指放在前发际线上，向中心按压头皮。从发际线到后颈一点点向上按压。

③ 轻敲头顶

用食指的侧面轻轻敲击位于头顶的百会穴。不要太用力，敲1分钟。

百会

④ 按压风池穴

两手交叉放在后脑部，两手拇指朝下，然后用拇指指腹按压后颈部粗大肌肉外侧的风池穴。

风池

⑤ 按摩后头部头皮

将手指放置于后脑勺上，然后按摩头皮。

※不要用指甲按摩，要用指腹按摩头皮。
※不要移动头部，按压头皮即可。
※不要用力过大，慢慢来。

按摩对眼睛有益的穴位

　　面部有很多对眼睛有益的穴位。身体中有许多穴位，也就是经络，按压刺激穴位可以舒筋活血，提高内脏和身体器官的工作能力，缓解身体不舒服。

　　第133页将为大家介绍对眼睛有益的穴位。如果觉得眼疲劳的话，就可以按压这些穴位。

　　按压穴位的方法为，手指轻轻放在穴位上，用"不疼但很爽快"的力度，一边呼气一边按压3~5秒，随后一边吸气一边离开穴位。重复5次。按压穴位时，并不是力气越大越好，所以一定要注意自己的力度。

　　按压面部穴位，不仅能缓解眼疲劳，还能促进血液循环，使脸色变得更加红润，处于健康的状态。而且按摩穴位还能瘦脸。

面部对眼睛有益的穴位

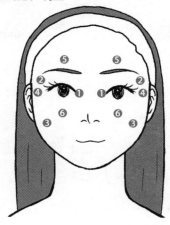

※穴位为左右对称，两侧各有一个

1 睛明穴

位置：目内眦角稍上方凹陷处。
效果：缓解眼疲劳，减少眼部皱纹。

2 太阳穴

位置：外眼角和眉尾的正中间稍微往外的地方。
效果：缓解眼疲劳、视物模糊。

3 颧髎穴

位置：从外眼角尾外端开始正下方的延长线和鼻子下方水平线的交点处。
效果：缓解眼疲劳、视觉泛黄，减少眼部和额头的皱纹。

4 瞳子髎穴

位置：外眼角的外侧约1指的骨头凹陷处。
效果：减少眼部皱纹，缓解头痛、水肿。

5 阳白穴

位置：眉中央向上约1指的位置。
效果：缓解眼睛疼痛、黑眼圈。

6 四白穴

位置：眼眶骨头凹陷处（眼窝）下方。
效果：缓解眼疲劳、眼痉挛、头痛。

按压穴位的注意事项

· 力度要适中，避免出现疼痛的感觉，一边呼气一边按压 3~5 秒，随后一边吸气，一边慢慢离开穴位。重复 5 次。

· 不要用太大力气按压穴位。

· 避免饭后或运动后按压穴位。

· 按压穴位后，安静呆一会儿。

一举两得！一边做家务一边做眼部训练

很多人会一边做家务一边做减肥运动，比如打扫卫生或洗衣服时等，在日常生活中养成了一边干别的事一边锻炼的习惯。因此，不妨试一下养成每天做眼部训练的习惯吧。

□养成晾衣服的时候，从阳台远眺的习惯。

□打扫屋子之前，在室内做远近训练（参见第90~91页）。

□如果出去买东西的话，可以眺望远处的景色，做远近训练。

尽量减少使用手机的时间，有意识地试着在远处聚焦。如果客厅有窗户的话，在休息的时候可以看远处的景色放松眼睛。正是因为每天把眼部训练和做家务结合起来，才能长久地坚持下去。

有意识地养成做家务的同时做眼部训练的习惯

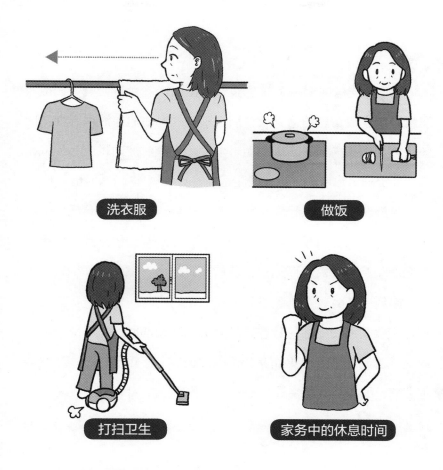

洗衣服

做饭

打扫卫生

家务中的休息时间

做远近训练（参见第 90~91 页），
养成远眺的习惯

一举两得！一边散步一边做眼部训练

　　有关青光眼的相关研究显示，如果坚持3个月以上每天做散步和慢跑等有氧运动的话，就会增加视神经乳头的血液供养，同时还可以降低眼内压。有氧运动可以增加头部血液的供应，促进眼部血液流通。也就是说，走路和跑步本身对身体就有好处。

　　另外，散步可以起到减肥、改善姿势、让大脑更灵活、提高免疫力等作用。有数据显示，肥胖容易导致眼内压升高。如果在对健康和抗衰老百利而无一害的散步过程中，加入眼部训练，就可以起到一举两得的作用。

　　在散步前后的热身及放松肌肉的伸展运动时间，养成一起做眼部训练的习惯，会更加有利于眼部健康。不论是行走，还是眼部训练，只要坚持就会看见效果。定下坚持的小目标吧！

养成散步的习惯对眼睛有益

散步前后，在做热身和放松身体的伸展运动时，养成同时做眼部训练的习惯，更加有利于眼部健康。

散步前 热身 + 眼部训练

· 8 点凝视训练 （参见第 88~89 页）

· 动体视力训练（参见第 98~99 页）

正确的行走方法

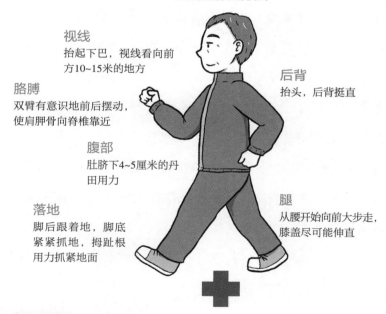

视线
抬起下巴，视线看向前方10~15米的地方

后背
抬头，后背挺直

胳膊
双臂有意识地前后摆动，使肩胛骨向脊椎靠近

腹部
肚脐下4~5厘米的丹田用力

腿
从腰开始向前大步走，膝盖尽可能伸直

落地
脚后跟着地，脚底紧紧抓地，拇趾根用力抓紧地面

散步前 伸展运动 + 眼部训练

· 远近训练（参见第 90~91 页）

· 闭眼睁眼训练（参见第 94~95 页）

喝茶可以改善眼疲劳

如果你的眼睛非常疲劳，还会出现眼球深处疼痛、头痛、恶心等症状。使用眼部训练和本章介绍的缓解眼疲劳的方法改善症状的同时，还可以每天喝对眼睛有益的茶，起到护眼的效果。

香草茶是自身能散发出特有的香味的植物所泡制的液状饮品，有小米草茶、甘菊茶、毛果槭茶、绿茶、枸杞茶、菊花茶等。小米草可以消除眼部充血和疲劳。甘菊有保持眼睛健康的作用。毛果槭被誉为"眼药之树"，属于枫树科，树叶可以晒干。日本从江户时代开始，毛果槭就一直被用于制作滴眼药和洗眼药。富含维生素A的菊花茶，富含具有抗氧化作用儿茶素的绿茶，富含具有消除疲劳功效的β胡萝卜素的枸杞茶等，有很多具有护眼功效的茶。

但是茶喝了之后，不会立刻有效果，因此选择了自己想喝的茶后，要养成每天喝茶的习惯。

有护眼效果的茶

· 小米草茶

抗炎，保护视力，可以缓解眼部充血和炎症。

· 甘菊茶

除了安眠和镇定的效果外，还含有芹菜素，具有一定的抗氧化作用，可以抗衰老。

· 毛果槭茶

杜鹃醇单宁的杀菌、紧致作用，可以改善视物模糊及眼疲劳。

· 黑豆茶

所含成分花青素有消除眼疲劳和眼干涩的效果。

· 枸杞茶

所含成分β胡萝卜素可以消除疲劳，因此有缓解眼疲劳、视物模糊等效果。

· 绿茶

富含抗氧化作用的儿茶素，缓解眼部水肿和疲劳。

· 菊花茶

富含维生素A，有改善视物模糊和眼疲劳的效果。

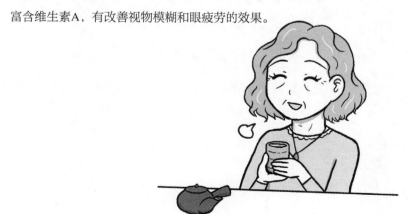

美国之父罗斯福·富兰克林发明了最初的远近两用眼镜

100美元纸币上的肖像，美国之父罗斯福·富兰克林，因发现雷是一种电而出名，另外，他也发明了远近两用眼镜的原型，多焦点镜片。既是近视眼又是远视眼的罗斯福·富兰克林，据说为了旅行中不频繁更换眼镜也能同时欣赏近处和远处的景色，发明了多焦点镜片。这很像喜欢读书的罗斯福·富兰克林能做出来的事情。

将目光从18世纪的罗斯福·富兰克林时代转移到现代，从远近两用的隐形眼镜、准分子激光原位角膜磨镶术、角膜移植术，到多焦点人工晶状体植入术，老花眼的解决办法越来越多，技术显著提高。

2014年，日本理学研究所成功实施了世界上首例，给重症老年性黄斑变性患者移植iPS细胞的手术。眼睛的再生技术研究也在不断推进。到了下个世纪，说不定老花眼就消失了呢。

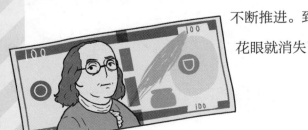

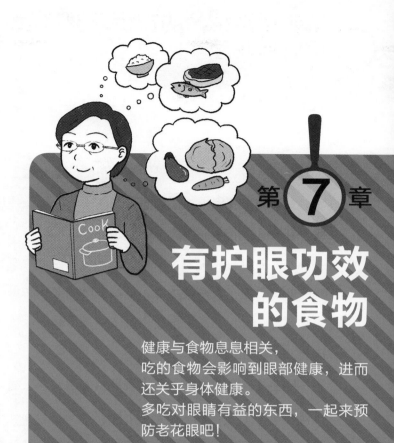

第 **7** 章

有护眼功效 的食物

健康与食物息息相关，
吃的食物会影响到眼部健康，进而
还关乎身体健康。
多吃对眼睛有益的东西，一起来预
防老花眼吧！

抗氧化及抗糖的饮食习惯可以预防老花眼

　　衰老从眼睛开始。全身的衰老首先从老花眼和眼睛不适开始的。衰老的主要原因为活性氧产生的氧化，以及体内的糖（葡萄糖）与蛋白质结合、变性、糖化的双重作用。

　　大家都知道氧化会导致衰老，但是，糖化对皮肤和血液的影响最近也引起了大家的关注。抵抗身体的氧化和糖化对防止衰老非常重要。其中，一定要注意以下三点：健康的饮食习惯，有氧运动，充足的睡眠。

　　特别是，血糖急剧上升代表身体加速衰老，为了防止用餐后血糖急剧上升，要少食多餐（每天吃5~7顿）。开始吃的时候，吃坚果、玄米麦片或玄米薄片，防止血糖急速上升。接下来将为大家介绍一些对眼睛有益的营养物质，一定要多吃哟！

两大衰老现象：氧化和糖化

氧化会让身体"生锈"，糖化会让身体"变焦"。
不论哪一种情况都会对皮肤和身体产生恶劣的影响，加快身体衰老。

·糖化

原因：从食物中摄取过多的糖分。
体内的老旧蛋白质与过剩的糖分结合，变为衰老物质糖基化终末产物（AGEs）在体内积存，引起脑梗死、心肌梗死、糖尿病等血管障碍疾病，促使晶状体浑浊，引起白内障，使皮肤失去光泽和弹力，出现色斑、松弛的现象，另外还会加速骨质疏松、阿尔兹海默型认知症等衰老现象。

·氧化

原因：因为压力、紫外线、吸烟等原因产生过量的活性氧。
生活习惯导致生成过量活性氧，变为有害物质，最终进化为脂质过氧化终产物（ALEs），使动脉硬化等成人疾病的患病风险提高，对于眼睛来说，则是增加患老年性黄斑变性的风险。

除了年龄的增加，
对于老花眼来说，氧化和糖化也是非常大的问题！
通过改变饮食习惯，预防身体"生锈"和"变焦"

营养缺乏、过量
摄取糖分造成的
影响

年龄
增加

糖化   氧化

基础代谢能力降低，
内分泌紊乱

皮肤·身体

压力、紫外线、吸烟等
混乱的生活环境产生的
影响

加速衰老

对眼睛有益的维生素 A、维生素 C 和维生素 E

维生素A、维生素C和维生素E可以防止眼睛衰老。

维生素A不仅有明目的效果，还能让皮肤和黏膜维持正常的状态，维持眼角膜和视网膜的健康。肝脏和油菜等食物中富含维生素A。

维生素C可以维持晶状体的透明度，预防全身衰老。西兰花、菜花、红青椒等食物中富含维生素C。

维生素E可以加快血液流通，缓解眼疲劳，预防细胞衰老。坚果、牛油果、鲑鱼、鳗鱼等食物中富含维生素E。

维生素A、维生素C和维生素E都具有极强的抗氧化作用，可以抑制体内的氧化。蔬菜中含有丰富的维生素A、维生素C和维生素E，因此可以多吃沙拉、蒸菜，以及现榨蔬菜汁等，尽量不破坏蔬菜中所含的营养物质。

维生素 A、维生素 C 和维生素 E

维生素 A　明目，维持眼角膜和视网膜的健康。

维生素 C　维持晶状体的透明度，预防全身衰老。

维生素 E　促进血液循环，缓解眼疲劳、预防细胞衰老。

注意不要过量摄取维生素 A 和维生素 E

维生素C是水溶性维生素，如果摄取过多的话，可以随着尿液一起排出体外。但是维生素A和维生素E是脂溶性维生素，过量摄取的话，很容易聚集在肝脏、脂肪中。

即便是对眼睛有益的物质，过量摄取也会有相反的效果。

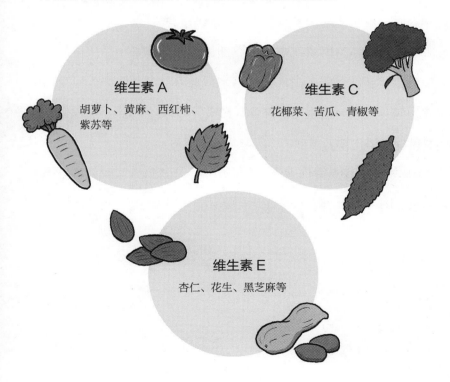

维生素 A
胡萝卜、黄麻、西红柿、紫苏等

维生素 C
花椰菜、苦瓜、青椒等

维生素 E
杏仁、花生、黑芝麻等

对眼睛有益的 B 族维生素

在B族维生素中，维生素B_1、维生素B_2、 维生素B_{12}可以消除眼疲劳、维持眼睛的健康。

猪肉、鸡蛋、大豆内所含的维生素B_1，有消除眼疲劳的效果，使眼睛不容易疲劳。纳豆和小麦中所含的维生素B_2有形成皮肤和黏膜、维持眼角膜及视网膜、消除眼充血等作用。金枪鱼、肝脏和香蕉内所含的维生素B_6可以加快构成睫状肌和晶状体的主要成分蛋白质的代谢。因此上述维生素是应对老花眼必不可少的营养物质。牛奶、奶酪、鳗鱼等食物所含的维生素B_{12}，可以促进血液循环、防止视力降低。

B族维生素是水溶性维生素，不用担心过量摄入，反而容易摄入不足，因此每天一定要努力摄入哟。

富含消除眼疲劳和维持眼睛健康的 B 族维生素的食物

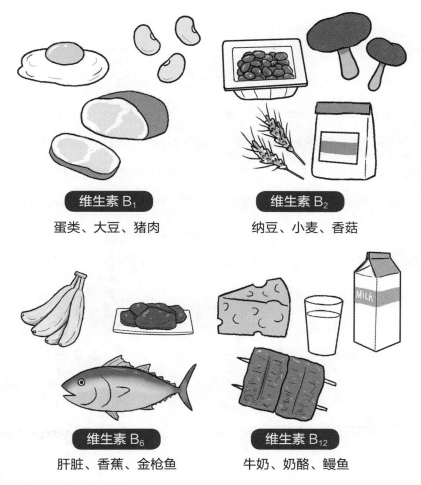

维生素 B$_1$

蛋类、大豆、猪肉

维生素 B$_2$

纳豆、小麦、香菇

维生素 B$_6$

肝脏、香蕉、金枪鱼

维生素 B$_{12}$

牛奶、奶酪、鳗鱼

B族维生素是水溶性维生素，因此不必担心过量摄取。如果每天不注意的话，很容易摄取不足。

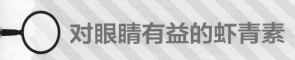

对眼睛有益的虾青素

　　虾青素是天然色素类胡萝卜素的一种，鲑鱼、鲷鱼等红色鱼类，虾和螃蟹等甲壳类食物，以及鱼子中含有大量虾青素。

　　虾青素是一种非常少见的、直接对眼睛和大脑产生作用的抗氧化物质。眼睛和大脑分别有血液过滤膜和大脑血液过滤膜这样像是过滤网一样的系统，连维生素C和维生素E都不可以通过，但是虾青素可以通过，因此可以直接作用于眼睛和大脑。除此之外，虾青素还可以改善动脉硬化及高血压，预防色斑、皱纹等。

　　对于眼睛来说，虾青素可以恢复眼球的调节功能，起到预防白内障的作用，同时还可以抗衰老。吃寿司可以快速摄取大量虾青素，对眼睛有益的是红色的寿司（章鱼、鲑鱼、螃蟹等），一定要记得哟。

大海中的类胡萝卜素——虾青素

虾青素有抗氧化、抗炎、抑制黑色素、缓解疲劳和压力的作用。想要摄取虾青素的人，可以吃富含虾青素的补品。

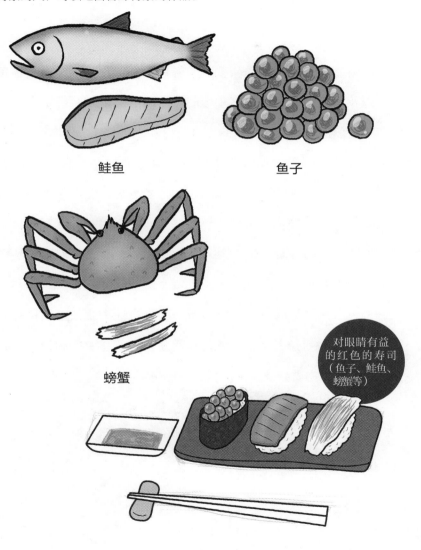

鲑鱼

鱼子

螃蟹

对眼睛有益的红色的寿司（鱼子、鲑鱼、螃蟹等）

对眼睛有益的牛磺酸

　　牛磺酸是一种特殊的氨基酸，章鱼，墨鱼，牡蛎、蛤蜊等贝类，以及海鱼中含有大量的牛磺酸。牛磺酸可以增强肝脏功能，让血压更加稳定。

　　牛磺酸可以防止眼球的晶状体浑浊，预防白内障恶化。另外，牛磺酸可以预防随着年龄的增加，容易出现的老年性黄斑变性，改善视网膜障碍。

　　眼球深处的视网膜也含有大量的牛磺酸，积极摄取牛磺酸可以维持视网膜的功能。

　　希望大家注意的是，牛磺酸是一种水溶性物质，虽然推荐大家生吃寿司和刺身来补充这种营养物质，但是在做煮菜和汤的时候，这种营养物质会溶解到汤里，汤要全部喝掉哟。

除食物以外，还可以通过营养剂及补品
来摄取牛磺酸

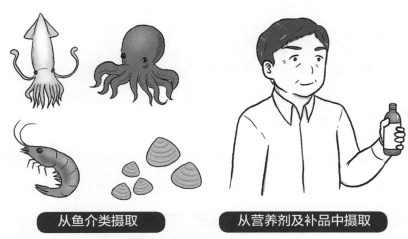

从鱼介类摄取

从营养剂及补品中摄取

章鱼、墨鱼、虾、蚬贝、蛤蜊等

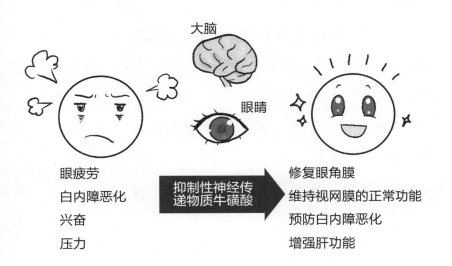

大脑

眼睛

眼疲劳
白内障恶化
兴奋
压力

抑制性神经传
递物质牛磺酸

修复眼角膜
维持视网膜的正常功能
预防白内障恶化
增强肝功能

对眼睛有益的白藜芦醇、芦丁及槲皮素

白藜芦醇是从葡萄根茎和皮中提取的一种多酚化合物。红酒里也含有这种物质，可以作用于长寿遗传因子，起到抑制衰老的效果。

白藜芦醇具有极强的抗氧化作用，可以促进血液流通，使血管再生，和花青素一样，有恢复眼球的调焦功能、扩张眼部血管等作用。

芦丁及槲皮素是黄酮类化合物，可以增强毛细血管抵抗力、清除活性氧、改善视觉功能。

荞麦和黄绿色蔬菜中含有大量芦丁。有研究显示，芦丁可以改善老年性黄斑变性。而且吃荞麦之后，有利于控制血糖值的上升，因此是控制血糖的最佳食物。

洋葱和大蒜所含的槲皮素可以保护眼睛不受紫外线的伤害。红酒、黄绿色蔬菜和大蒜是保护眼睛的"三剑客"。而且大蒜中还含有大量的维生素B_6。

白藜芦醇

一玻璃杯红酒（240毫升）中约含640微克白藜芦醇。推荐一次喝2杯。

不喝酒的人可以吃含白藜芦醇的补品。

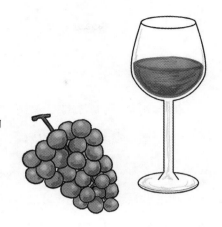

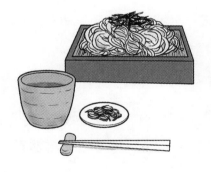

芦丁

荞麦、无花果、茄子、菠菜、芦笋、甘蓝、枸杞等。

食用荞麦后，血糖值不容易上升。

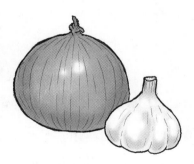

槲皮素

洋葱、大蒜、荞麦、苹果、卷心菜等。

可以保护眼睛不受紫外线伤害。

对眼睛有益的欧米伽 3 脂肪酸：
DHA、EPA、ALA

　　植物和鱼类所含的欧米伽3脂肪酸（ω-3脂肪酸）有DHA（二十二碳六烯酸）、EPA（二十碳五烯酸）、ALA（α-亚麻酸）。欧米伽3脂肪酸在体内不会凝固，因此被称为不饱和脂肪酸。欧米伽3脂肪酸可以降低血液的黏稠度，有预防动脉硬化、肥胖、心脏疾病等生活习惯疾病的效果。

　　DHA可以减少体内恶性胆固醇，因此具有预防认知症的效果。EPA有防止凝血的作用。对于眼睛来说，可以起到改善引起眼疲劳、充血、头痛、肩膀僵硬等症状的干眼症。沙丁鱼、青花鱼及鲑鱼里含有大量的DHA和EPA。而亚麻籽油、芝麻油、素油等食用油中含有不饱和脂肪酸ALA。ALA摄入体内后，会转变为DHA和EPA，可以去除体内的恶性胆固醇、减少中性脂肪。

DHA 和 EPA

富含 DHA（二十二碳六烯酸）、EPA（二十碳五烯酸）的鱼
（每 100 克的含量）

金枪鱼（脂肪多的部位）   鰤鱼

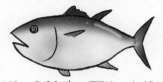

DHA：3.20 克   EPA：1.40 克   DHA：1.70 克   EPA：0.94 克

秋刀鱼   沙丁鱼

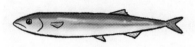

DHA：1.70 克   EPA：0.89 克   DHA：1.30 克   EPA：1.20 克

鲣鱼   青花鱼

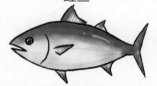

DHA：0.97 克   EPA：0.40 克   DHA：0.70 克   EPA：0.50 克

> ※每100克可食用部分的含量（摘自日本食品基准成分表）

ALA

亚麻籽油、芝麻油、素油、菜籽油、大豆油

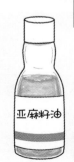

对眼睛有益的花青素

多酚类是蔬菜和水果的深紫色色素和苦味构成成分。众所周知，多酚类有极强的抗氧化、抗衰老作用。

花青素是多酚类的一种，可以帮助恢复视网膜的感光作用，有益于屈光、调节功能，还可以辅助调节亮度。

除了蓝莓等莓果类水果以外，黑加仑、紫甘薯、红紫苏、车厘子、黑豆等也富含花青素。富含15种花青素的蓝莓，在意大利被认定为有药用功效，日本很难买到，因此可以通过补品摄取这种营养物质。

用红紫苏和醋制作的红紫苏饮品，可以缓解过敏症状。此外，这种饮品含有大量花青素，因此可以消除眼疲劳。请大家记着：又酸又红的食物对眼睛有益！

花青素

帮助恢复视网膜的感光作用，屈光，调节功能，以及辅助眼球调节亮度。葡萄、蓝莓等莓果类、黑加仑、紫甘薯、红紫苏、车厘子、黑豆、黑芝麻等食物含有花青素。

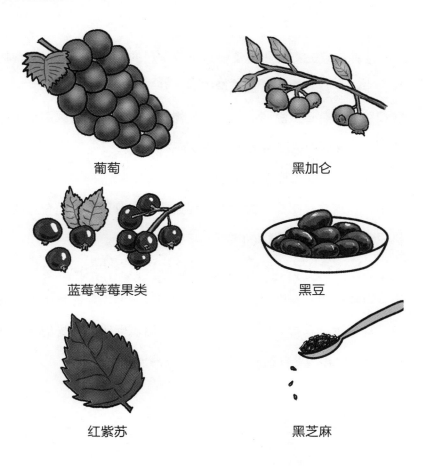

葡萄

黑加仑

蓝莓等莓果类

黑豆

红紫苏

黑芝麻

"又酸又红的食物对眼睛有益"

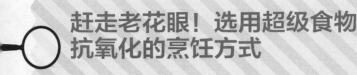

赶走老花眼！选用超级食物
抗氧化的烹饪方式

　　现在抗氧化高的超级食物是备受瞩目的天然食品。超级食物含有丰富的营养物质，且热量较低，介于食品和补品之间。主要的超级食物有螺旋藻属、MACA、枸杞、可可、奇亚、椰子、巴西莓、亚麻籽、花椰菜嫩芽、黄麻子等。

　　其中，含有丰富花青素的巴西莓，含有欧米茄3脂肪酸的亚麻籽油，以富含β胡萝卜素和番茄红素的功能营养食品而有名的有机胡萝卜等食品，对眼睛有益。

　　超级食物比一般的蔬菜和水果营养价值高，即便少量摄取，也具有较高的营养价值。对于谷物类和椰子油以外的超级食物来说，基本可以采用不加热的烹饪方法，尽量保留其本身价值。超级食物可以和其他食物混合起来，做成沙拉或榨果汁。

使用超级食物抗氧化时的烹饪方式

巴西莓酸奶杯

将巴西莓、酸奶、蓝莓放在沙拉碗中，还可以加入自己喜欢的水果，如香蕉。

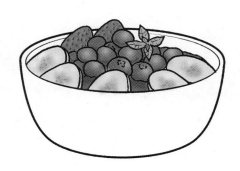

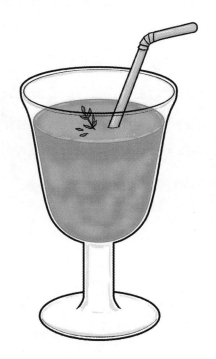

有机胡萝卜汁

富含番茄红素而且有甜味的有机胡萝卜可以榨汁喝。番茄红素耐高温，和乳制品及油一起摄取可以提高吸收率。不论是生吃还是用来烹饪都可以。

对眼睛有益的补品：花青素和银杏叶

　　虽然从新鲜的蔬菜和水果中摄取营养最好，但是如果没办法摄取全部对眼睛有益的营养物质，那就用补品来补足吧。如果你不喜欢吃对眼睛有益的青鱼等食物，或者不喜欢喝富含花青素的红酒，也可以通过补品来摄取这些营养物质。对眼睛有益的补品是指加入了本章介绍的花青素、银杏叶、虾青素、芦丁、槲皮素等营养成分的食品。

　　对眼睛有益的补品可以改善视觉功能，银杏叶可以改善毛细血管的血流状况，从很久以前，槲皮素就被当作治疗眼部的民间药品，具有预防眼部疾病和提高肝脏功能的效果。有针对老花眼、视物模糊、眼疲劳的补品，也有混合几种对眼睛有益成分的补品。还原型辅酶Q10吸收也很好，推荐大家食用。

补品的注意事项

- 当无法从食物中摄取足够的营养素时，可以通过补品补足。最重要的还是养成不偏食、营养均衡的饮食习惯，吃各种类型的食物。补品的作用只是，补充无法从食物中摄取的营养素。
- 如果患有疾病或者正在服药，服用补品可能会影响治疗，对身体产生影响，因此必须和医生商量。

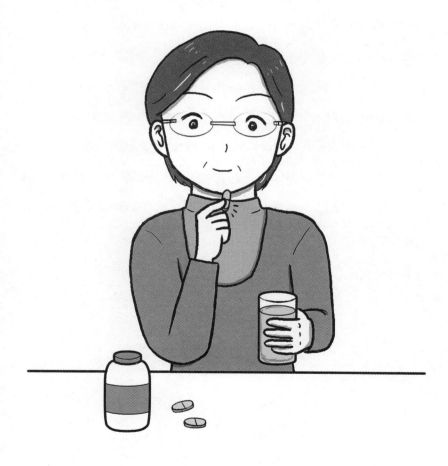

对眼睛有益的零食：坚果和浆果

　　只有规律的饮食习惯才会对眼睛有益。不过，如果不到吃饭时间肚子就饿了，可以吃一些对眼睛有益的零食。蓝莓、木莓、黑莓等莓果类或者冷冻的莓果食品都可以在超市买到，还可以买果酱或果汁来代替。含有氨基酸和骨胶原的酸奶饮品，不仅可以调节肠道内部环境、清洁肠道，还能抑制腹部传出的空腹感。

　　另外，可以吃少量富含多酚类和B族维生素的杏仁等坚果类零食。便利店有无盐、无油、无添加的坚果。但是坚果所含的热量较高，不要吃太多。选零食的时候，要记得进食少量对眼睛有益的食品即可。

对眼睛有益的零食

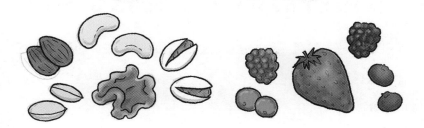

坚果类
建议选择无盐、无油、无添加的坚果。但是坚果的热量比较高，要注意食用的量。

莓果类
蓝莓、木莓、黑莓等。除了当作水果生吃以外，还可以冷冻起来混在一起吃，或者和酸奶及麦片一起吃。

推荐玄米薄片或玄米麦片少食多餐（一天5~7次）。

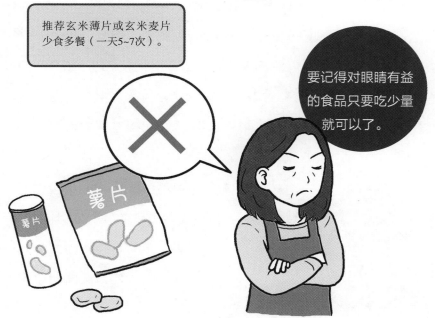

要记得对眼睛有益的食品只要吃少量就可以了。

鳗鱼肝真的对眼睛有益吗

日本从过去就有一种说法，鳗鱼肝对眼睛有益。对从事精细工作、眼睛容易疲劳的人来说，鳗鱼肝有助于缓解眼疲劳，因此特别喜欢吃鳗鱼的肝。

日本文部科学省食品标准成分表中，每100克烤鳗鱼中维生素A（被称为眼睛的维生素）的含量约为1500微克，和其他食品相比维生素A的含量已经非常高了，而鳗鱼肝中维生素A的含量约是烤鳗鱼3倍，即每100克鳗鱼肝中维生素A的含量为4400微克。除此之外，还有其他的维生素、氨基酸、矿物质、DHA、EPA等营养物质。其中，胆碱可以促进血液流通、增加体内细胞的活化性。

虽然鳗鱼肝含有对眼睛有益的成分较高，但是因为价格极高，人们可以吃到的机会很少。很多人用鲇鱼来代替鳗鱼，但是鲇鱼虽然热量低，每100克中维生素A的含量只有70微克，比起鳗鱼肝来说，低得可怜。因此吃鳗鱼的时候，要多吃对眼睛有益的汤或烤肝。

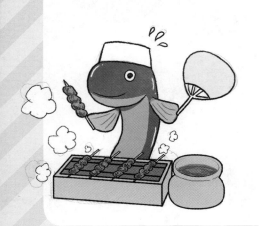

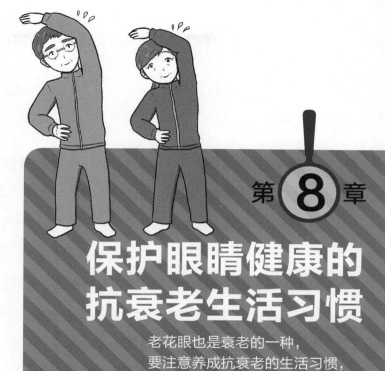

第8章

保护眼睛健康的
抗衰老生活习惯

老花眼也是衰老的一种，
要注意养成抗衰老的生活习惯，
保护眼睛健康。

对抗老花眼要从改变生活习惯开始

不仅老花眼，抗衰老要从全身开始。就像各种各样的生活习惯疾病一样，饮食、睡眠、运动等日常生活习惯，会对健康的眼睛及身体产生很大的影响。

吃对眼睛和身体有益的食物，确保高质量的睡眠时间，养成眼部训练及锻炼身体的习惯，可以保持眼睛、心脏及身体健康。

如果开始看不清近处的物体，首先就要重新审视一下自己的生活习惯，有养成对眼睛有益的生活习惯吗？

通过体检，确认自己的血管年龄、大脑年龄、肌肉年龄、骨骼年龄、激素年龄等信息，重点改善预防衰退的部位，以此保持健康的寿命和提高生活质量。

从暴饮暴食、加班、熬夜的生活中解放出来，过上品质更好的生活，不仅可以应对老花眼，还能起到抗衰老的作用。

你的衰老程度是否有问题

以对抗老花眼为契机，一起改变生活习惯吧!
通过血管年龄、大脑年龄、肌肉年龄、骨骼年龄、激素年龄等数值，确认自己身体哪个部位已经开始衰老以及衰老的程度。
通过预防、改善衰老的部位，来保持健康寿命、提高生活质量。

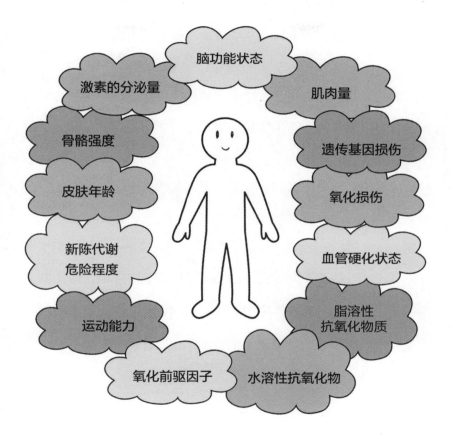

检查一下你是否需要改变生活习惯

一般自己是意识不到自己的生活习惯的。不知不觉养成的生活习惯，可能会加速你的眼睛、肌肤、内脏衰老。

眼睛开始看不见东西，最近开始胖了，休息日躺在床上，容易疲劳等，在生活习惯和饮食习惯的双重作用下，就可能会出现这样的衰老现象。

虽然随着年龄的增加，身体会因为自然衰老而发生变化，但是如果你的生活习惯会加速衰老的话，就一定要改善这些生活习惯。

首先，不妨冷静地重新审视一下自己的生活习惯。改变以往的生活习惯，先从能做到的小事开始，一点点养成本章介绍的抗衰老的生活习惯。现在开始养成的抗衰老的生活习惯，一定会带来以后几十年的健康。

生活习惯　衰老程度检查清单

- ☐ 干什么也提不起兴趣，觉得累。
- ☐ 睡眠浅，马上就能醒来。
- ☐ 最近突然变胖。
- ☐ 无法长时间集中注意力。
- ☐ 特别健忘。
- ☐ 觉得待人接物很麻烦。
- ☐ 出现慢性肩膀僵硬、腰痛、头痛。
- ☐ 没有长期稳定的家庭生活。
- ☐ 吸烟。
- ☐ 每天喝酒。
- ☐ 一周连一次运动都没有。
- ☐ 不怎么步行。
- ☐ 容易感冒。
- ☐ 经常熬夜。
- ☐ 无时无刻不在玩手机。
- ☐ 不做眼部训练，不做眼保健操。

饮食习惯　衰老程度检测清单

- ☐ 虽然经常减肥，但是不长久。
- ☐ 不吃早饭。
- ☐ 经常吃夜宵。
- ☐ 经常吃超市和便利店买的小菜。
- ☐ 喜欢甜食，并且每天吃。
- ☐ 喜欢白米饭和白色面包，并且每天吃很多。
- ☐ 总是容易便秘。
- ☐ 喜欢喝可乐和果汁。

※符合越多的人衰老程度越高。

40 岁以后，一年要做一次眼部检查

　　随着预防医学的发展和人们健康意识的提高，定期体检变得越来越常见。在日本，虽然体检细化到大脑检查、心脏检查、妇科检查，但是人们对于眼睛相关的预防医学意识还很低。

　　50 岁以上的人在体检时，会做眼底检查，如果发现了眼睛的问题，还是会被推荐去眼科做详细的检查。眼科检查是在眼科进行，只针对眼睛而做的各种检查。

　　白内障、青光眼、老年性黄斑变性、糖尿病性视网膜疾病被称为眼部四大生活习惯疾病，均可以通过眼部检查确诊。会导致失明的青光眼和糖尿病性视网膜疾病，初期一般感受不到任何症状，因此很多患者是通过眼科检查来确诊的。

　　很多人忽略了眼部检查，但是 40 岁以后，就会慢慢开始出现老花眼症状，因此推荐每年做一次眼部检查。

眼科检查的主要内容

虽然每个眼科都不一样，但是主要的检查内容大致如下。所需要的检查时间为2小时左右，做检查的前一天不需要做准备。眼底检查时，会使用散瞳的滴眼液或散瞳药。需要注意的是，检查后的4~5小时，瞳孔一直是散开的状态，会觉得阳光很刺眼，没办法聚焦。因此，眼底检查后的4~5小时，自己开车或骑车都比较危险，因此不要这么做。

· 屈光检查

测定近视、远视、散光的度数。

· 调节能力检查

用近点计测定眼睛的聚焦能力，测定老花眼的度数，可以检测出老花眼引起的调节能力降低。

· 角膜内皮细胞检查

拍摄角膜的内皮细胞，检查细胞的数量、大小及形状。确认随着年龄的增加其数量是否减少，是否患有疾病，是否做过手术，以及长期佩戴隐形眼镜等是否对眼角膜有影响。

· 裂隙灯显微镜检查

可以检查眼结膜、眼角膜、前房水、虹膜、瞳孔和晶状体。使用特殊的镜片后甚至可以检测眼球后方的玻璃体和视网膜的状态。这项检查可以发现多种眼部疾病，因此是眼科检查的主要方法。染色检查和泪液层破坏时间测定检查都是在这项检查中进行的。

· 视力检查

测定裸眼视力和矫正视力。

· 眼内压检查

眼部接触空气，测定眼球的内压（如果有必要，可以在诊疗室用专业的机器来测量眼内压）。

· 角膜形状分析

拍摄眼角膜表皮，检查是否有散光等眼角膜形状异常。

· 泪液层破坏时间测定检查

测量一次眨眼产生的泪液用多长时间可以润湿眼球表面。确认泪液的性状及质量。眨眼后，保持不闭眼的状态，眼泪覆盖眼球10秒以上为正常状态。如果眼泪质量低的话，时间就会缩短。如果情况严重，在睁眼的同时，眼泪就会变干。

· 染色检查

和泪液层破坏时间测定检查同时进行，通过染色药物，确认眼睛表面是否受伤及眼泪的量是否正常等。

· 眼底检查·眼底照相

这是一种更详细的检查，会再次使用散瞳药物散开瞳孔，观察眼底。近年来，散瞳照相机应用于眼科检查中，可以不用散瞳药物就能拍摄到眼底的状况，这种检查方式可以观察视神经、视网膜状态，确认是否患有疾病。眼底检查后的4~5小时，瞳孔处于散开的状态，因此不要自己驾驶车辆或骑自行车，非常危险。

· OCT（光干涉断层扫描）检查

可以拍摄视网膜的断层图像。可以比以往的眼底检查，检测到更加详细的状况。可以详细确认糖尿病及视网膜血管闭塞等原因引起的视网膜水肿，以及出血的范围和深度。根据OCT检查得出的治疗效果判断及决定治疗方针也会更可靠。最近出现的仪器甚至可以看清视网膜深处脉络膜的状态。现在的机型还可以检测出青光眼的恶化程度，视神经的受损程度，以及测量后视网膜的厚度等状况，以此来判断患青光眼的风险。此检查是现在眼科治疗中非常有用且不可缺少的一种检查。

· 视野检查

单眼检查。可以检测是否正常，如果出现了异常，可以检查是否患有青光眼及其进展程度。另外，还可以检测出脑部疾病及其他视网膜疾病。

看电视时要适当让眼睛休息

　　一直看电视会让眼疲劳。虽然，最近很多家庭买了大屏幕的液晶电视，不再需要在1米以内盯着电视看了，但是长时间坐在同一位置、以同样的距离看电视的话，会固定焦点，导致眼疲劳。

　　追电视剧或者一直盯着电视看，在一定程度上会降低心理压力，但是会让眼睛一直陷入高强度的疲劳状态。因此，看一段时间电视以后，最好休息一下，看看远处。休息眼睛的时候，可以做一下眼部加温等护理。

　　不知不觉中，每天看电视的时间会延长，建议关上电视去户外散散步，将眼睛从过度使用的状态中解放出来。

看电视时间太长会引起眼疲劳！

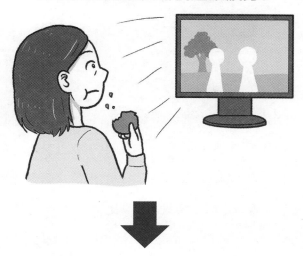

关上电视出去散散步吧

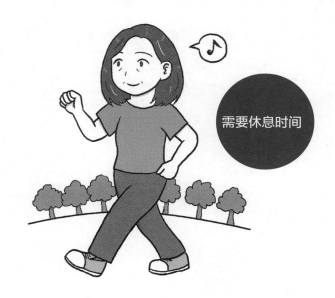

需要休息时间

现场观看体育比赛是一种有效的眼部训练

    第5章介绍的动体视力训练（参见第98~99页），随着训练时间的增加，动体视力会不断提高。通过电车或公交车的车窗，看窗外的电线杆也是动体视力训练的一种。但是，眼部训练效果最好的还是在现场观看足球、棒球等球类比赛。

    视线追随球和运动员在宽阔的场地内移动，本身就具有眼部训练的效果。现场观看球赛既享受了观看比赛的乐趣，又增强了动体视力训练，还有比这个更划算的事吗？

    事实上，自己玩球类游戏或做运动也是动体视力训练的一种，活动身体的同时，视力也在提高。

现场观看体育比赛，眼睛和心情都能得到放松

动体视力训练时间越长，动体视力越好。看体育运动或者自己玩球类游戏，做运动，都属于动体视力训练。在活动身体的同时，也能提高视力。

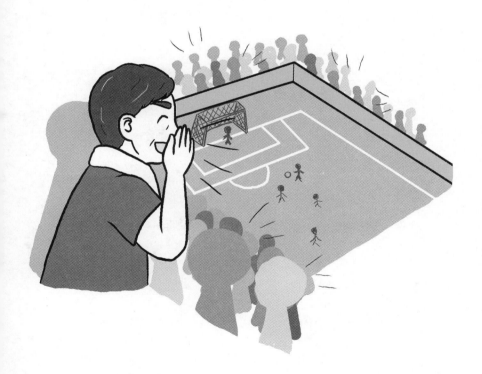

远眺有利于放松眼睛

一周中，你眺望远处景色的时间大概有多少？

有夜空的星星、月亮，飞机，云朵，大海，高层建筑群，充满绿色的公园，眺望窗外远处景色看到的都市生活，也是一道靓丽的风景。如果每天过着追赶时间的生活，就会没有一点空闲的时间去眺望远处的风景。因此，在每天的生活中，不妨有意识地留出一些休息的时间，去眺望远处的风景。

做家务累了休息的时候，可以通过窗户看看远处的风景。上班的时候，也可以从办公大楼的窗户向外看看。出门的时候，可以在屋顶、庭院的大楼或展望台看看风景，放松一下。

住在公寓的人，可以在阳台上眺望远处的风景。

远眺是防止老花眼的"良药"，因此在生活中，尽量留出远眺的时间，让自己放松。

只要试过你就会发现，远眺不仅对眼睛有益，还能放松内心。

远眺是防止老花眼的"良药"，
有利于放松眼睛和心情

☐ 做家务的间隙，眺望窗外的景色。

☐ 上班休息的间隙，透过办公楼的窗户远眺。

☐ 出门的时候，在有屋顶、庭院的大楼和观望台看远处的风景。

☐ 住在公寓的人可以在阳台看远处的风景。

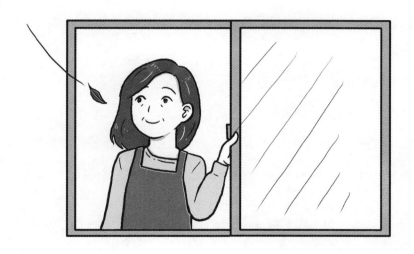

女性化眼妆可能会损害眼部健康

　　随着年龄的增加，位于眼睫毛周围的睑板腺会变得越来越容易堵塞（参见第120~121页）。再加上如果化妆的话，没有彻底清洁的眼妆有可能会引起睑板腺炎症。加了金粉的眼影、睫毛膏、眼线等不容易脱妆的高效化妆品，反而会给眼睛造成巨大的负担。

　　如果不认真卸妆，残留的眼妆就会附着在睑板腺的开口处，妨碍眼球分泌抑制眼泪蒸发的油脂，引起干眼症或眼部炎症。

　　卸眼部的浓妆时，会给皮肤造成负担，出现斑点和皱纹。这也并不是说，淡妆就不会给皮肤造成负担。努力变漂亮的过程中，如果伤害到了眼睛和皮肤的话，就得不偿失了。

睑板腺残留的眼妆

睑板腺负责分泌眼泪的油质成分，可以防止眼泪蒸发。

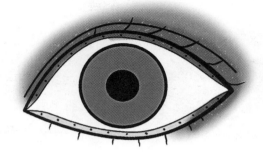

睑板腺周围堆积着眼妆

如果眼妆将睑板腺堵塞

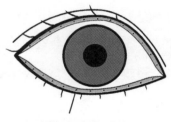

正常状态的睑板腺

睫毛生长剂会导致眼角膜出现问题，即便没那么严重，也会污染眼球

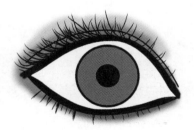

当眼妆将睑板腺的出口堵塞时

很难再分泌脂质成分

湿润眼球表面的成分不足，眼球容易变得干涩

眼睛及其周围化妆或者做美容项目时，一定要多注意！

蓝光对眼睛的影响

所谓蓝光，就是波长在380~500纳米的蓝色的光。

在人类的眼睛可以看到的光线，也就是可视光线之中，蓝光波长最短，并且带有较强的能量。虽然太阳光和灯光中也含有蓝光，但是计算机、手机的LED显示屏及LED灯所含的蓝光仅次于紫外线，会给眼睛带来疲劳和疼痛等负面影响。

发射蓝光最多的是智能手机，接下来是游戏机、计算机。

长时间接触蓝光或者睡前接触蓝光的话，身体会难以分泌诱发睡意的激素——褪黑素。长时间接触蓝光，可能会加速老花眼的恶化，引起眼疲劳及失眠等现象。

蓝光的发射量

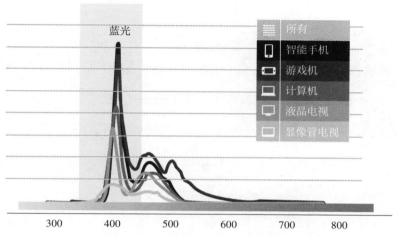

	所有
▯	智能手机
▭	游戏机
▭	计算机
▭	液晶电视
▭	显像管电视

※根据"什么是蓝光"蓝光研究会（http://blue-light.biz）引用、改编

蓝光的影响

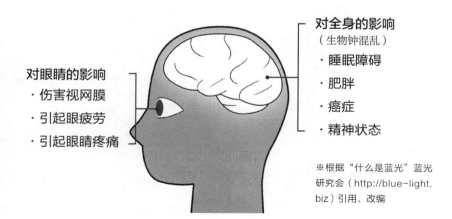

对全身的影响
（生物钟混乱）
· 睡眠障碍
· 肥胖
· 癌症
· 精神状态

对眼睛的影响
· 伤害视网膜
· 引起眼疲劳
· 引起眼睛疼痛

※根据"什么是蓝光"蓝光研究会（http://blue-light.biz）引用、改编

防蓝光眼镜及眼部保湿用眼镜

应对蓝光的方法有多种，可以在手机屏幕上贴防蓝光保护膜，或者更改手机的设置、用APP降低蓝光的亮度。因为每天都要用到手机，所以手机本身也要做降低蓝光的措施。

最近，市面上出现了防蓝光眼镜。在看计算机屏幕或手机屏幕时佩戴防蓝光眼镜，可以减轻眼疲劳。

看视频时，眨眼的次数会降低，因此患严重干眼症的患者越来越多。装有储水槽的保湿眼镜以及在普通的眼镜上装保湿套、使用加湿器等，都可以防止蓝光伤害眼睛、起到保湿的作用。

在预防干眼症的眼镜内，装上蓝光切割透镜，效果会更好。另外，用热毛巾敷眼，不仅可以减轻眼疲劳，还能起到保湿的作用。

蓝光的应对方式

· 计算机用防蓝光眼镜

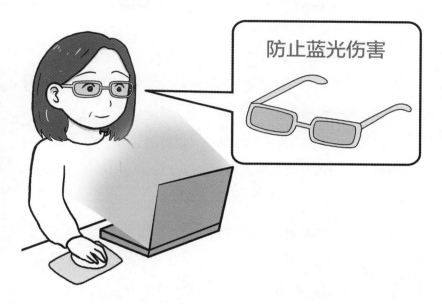

防止蓝光伤害

眼睛保湿方法

· 保湿用眼镜

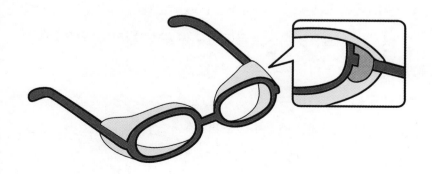

使用手机和平板电脑时的距离

　　长时间持续使用智能手机和平板电脑后，眼睛变得疲劳，而且老花眼会越来越严重。

　　在距离屏幕只有15厘米的位置一直盯着屏幕，焦点就会固定，眨眼次数减少，眼睛变得干涩，眼睛会长时间受到蓝光强烈照射的影响。

　　手机和眼睛的距离，以40厘米左右为最佳。精神一旦集中，就会不自觉地靠近手机屏幕。另外，如果你是老花眼的话，不拿远了看根本看不清楚。如果看不清小屏幕上的东西，可以调整文字的大小和屏幕的亮度。

　　如果需要长时间用计算机或平板电脑工作的话，可以换一个大一点的计算机屏幕或平板电脑，让眼睛更轻松。

　　很多人睡前会躺在床上玩手机，但是长时间在黑暗的环境下盯着有亮度的手机屏幕，会给眼睛造成巨大的负担。而且蓝光会让精神更加兴奋，影响睡眠。如果睡前必须看手机的话，可以使用屏幕的转化功能（用APP或手机本身将白色画面黑色文字转换为黑色画面白色文字）。

眼睛和手机屏幕的距离

· 眼睛和手机屏幕的距离应为
  40厘米。
· 如果需要长时间使用网络工作
  的话，可以换一个大的显示屏
  或大屏幕的平板电脑。
· 躺着玩手机对眼睛不好。

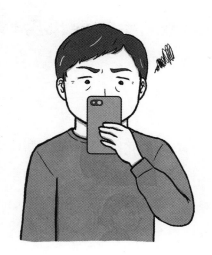

睡前使用手机的注意事项

波长较短的蓝光更容易
引起散光，在黑暗中，
眼睛的"光圈"无法判
断应该放松还是收缩，
陷入混乱的状态，另外
会加重虹膜肌和睫状肌
的负担，容易导致眼疲
劳。
如果睡前必须看手机的
话，可以使用屏幕的转
化功能（用APP或手机
本身将白色画面黑色文
字转换为黑色画面白色
文字）。

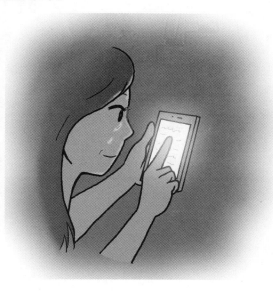

眼睛距离计算机屏幕应该多远

　　在家里或公司一定会用到计算机。但是，很多人并没有注意到计算机周围的环境对眼睛健康的影响。特别是，比起公司，在家里使用计算机时，因为空间的问题，很多人可能会忽略周围的环境。

　　使用计算机时，眼睛距离计算机屏幕不要太近。坐在椅子上，盯着计算机屏幕时，距离应在50~70厘米。另外，比起需要仰视，放在需要俯视屏幕的位置更好，放在桌子上的笔记本电脑也是这样。键盘放在手肘90度弯曲的位置，调节椅子的高度。

　　对于老花眼越来越严重的人来说，可以调高计算机屏幕的亮度，让文字更加容易看到。但是如果屋子里太暗、计算机屏幕过亮的话，也会给眼睛造成负担。建议将房间的亮度与计算机屏幕的亮度调到基本相同。

眼睛与计算机屏幕的距离和姿势

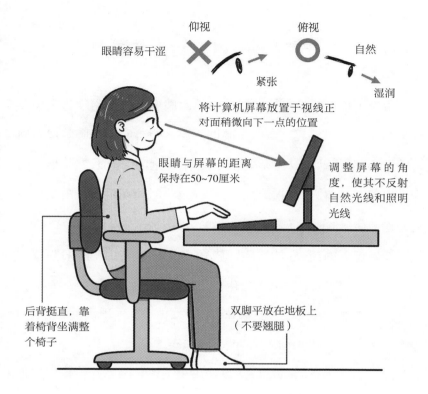

仰视　　　　　俯视

眼睛容易干涩 ✕ → ○ 自然

紧张　　　　　　　湿润

将计算机屏幕放置于视线正对面稍微向下一点的位置

眼睛与屏幕的距离保持在50~70厘米

调整屏幕的角度，使其不反射自然光线和照明光线

后背挺直，靠着椅背坐满整个椅子

双脚平放在地板上（不要翘腿）

计算机使用环境的注意事项

· 工作 1 小时后，休息 5~10 分钟。

· 休息时间做一做眼部训练。在室内放置观赏性植物，远眺可以放松眼睛。

· 后背挺直，腹部用力就能自然与计算机屏幕保持适当的距离，建议脚、腰以及膝盖呈 90 度。

通过散步移动视点

　　散步不仅能锻炼身体，还有维持眼睛健康的作用。边走边看外边的景色，可以起到放松眼睛的效果。步行时，眼睛尽量看向正前方3~5米的地方，加大步幅，手臂前后摆动，步伐轻快地向前走。出门时，将3点斜视训练（参见第86~87页）的卡片放在口袋里，途中休息的时候，拿出卡片做3点斜视训练。

　　如果可以的话，可以去绿植较多的公园或者山川等对眼睛有益的地方，一边欣赏美丽的景色，一边散步。

　　每天争取走1小时，大概10000步，并且边走边做眼部训练，养成这样对眼睛和身体都有益的健康习惯。

一边注意移动视点一边走路

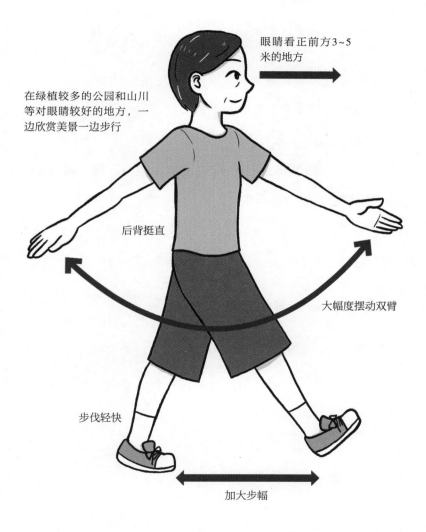

眼睛看正前方3~5米的地方

在绿植较多的公园和山川等对眼睛较好的地方，一边欣赏美景一边步行

后背挺直

大幅度摆动双臂

步伐轻快

加大步幅

改正驼背的习惯

　　不良的姿势也会让老花眼更严重，并且会导致眼睛调节不足。驼背和身体前倾等不良体态不仅会伤害眼睛，还会对脊椎和腰造成严重的负担，对整个身体产生不良影响。

　　站立时，要像是从头顶用一条绳子向上拉着一样，耳朵眼、肩膀中央到脚踝要在一条直线上。

　　坐下时，要占满整个椅子，腰部靠着椅背，腹部用力。盯着计算机屏幕时，不要离得太近，那样容易驼背。坐满整个椅子可以改善驼背。

　　坐在椅子上时翘腿也是导致不良体态的原因。改不掉翘腿习惯的人，可以将椅子换成平衡球或平衡椅。还可以时不时地活动一下左、右肩胛骨，尽量让肩胛骨靠近后背正中间。建议经常放松肩胛骨和做眼部训练，确认一下自己的体态。

站姿

○ 正确的站姿

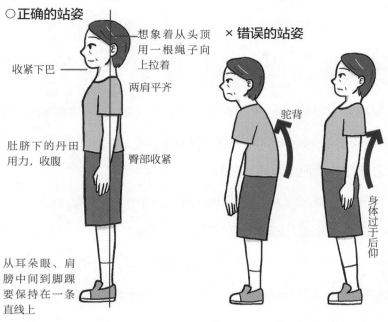

收紧下巴

想象着从头顶用一根绳子向上拉着

两肩平齐

肚脐下的丹田用力，收腹

臀部收紧

从耳朵眼、肩膀中间到脚踝要保持在一条直线上

× 错误的站姿

驼背

身体过于后仰

坐姿

○ 正确的坐姿

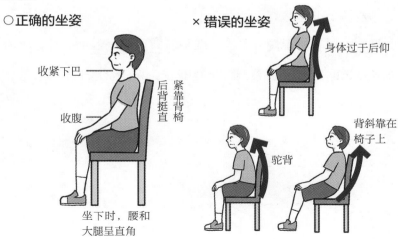

收紧下巴

收腹

后背挺直

紧靠背椅

坐下时，腰和大腿呈直角

× 错误的坐姿

身体过于后仰

驼背

背斜靠在椅子上

比起有情调的间接照明，尽量选择不让眼疲劳的照明方式

对眼睛有益的照明方式是指，整个屋子都明亮的照明。在昏暗的屋子里，只在近处照明的局部照明方式，容易导致眼疲劳，不推荐采用这种照明方式。

随着年龄的增加，视力和瞳孔对亮度的调节能力会慢慢衰退。上了年纪之后，眼球需要年轻时2倍的亮度。

时尚的局部照明，会随着年龄的增长，变得看不清，从而导致眼疲劳，感觉到不方便。

最先考虑的应该是眼部健康，当你开始感觉到老花眼时，改变照明方式也是一个不错的选择。

这时，可以在走廊安装周围变暗就会自动亮起来的灯，重新考虑安全层面上的问题。打造一个明暗对比较小的室内环境。

随着年龄增加视觉功能降低和普通照明的必要性

随着年龄的增加，人们在很多时候会意识到视觉功能降低了，例如会看不清较小的文字、无法注意到高低差、眼睛容易疲劳等。一般来说，50岁时必要的照明亮度是20岁时的2.4倍左右，60岁时必要的照明亮度是20岁时的3.2倍左右。因此，大家容易认为老年人居住的房间照明越亮越好，但是过剩的光线会损害居住的舒适度。

·亮度

感光功能变得迟钝，觉得照明的区域和场所变暗了。

·刺眼程度

对刺眼的光线变得敏感，觉得亮度高的物体更加刺眼，感觉不舒服。

·均衡的亮度

从明亮的场所移动到昏暗的场所时，恢复视力需要时间，20多岁的人只需要30秒，60岁以上的人则需要1~2分钟。

·光线的颜色

随着年龄的增加，晶状体慢慢变黄，容易阻断波长较短的光线。即便传递到视网膜的光线改变了，在大脑识别之前，会纠正视觉通路，这时，颜色反而不会发生很大的变化，对蓝色和绿色系的颜色识别困难。

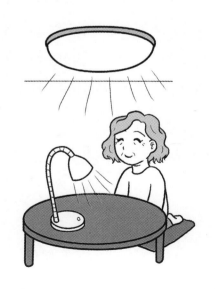

检查办公室和家里的湿度

冬天室内的干燥和夏天空调房的干燥，对皮肤和眼睛都不好。如果办公室或家里太干燥的话，干眼症就会变得非常严重。

准备好温度计和湿度计，建议每天测量室内的湿度。对皮肤和眼睛合适的湿度为45%~55%，当湿度降到40%以下时，皮肤和眼睛都会开始变得干燥。加湿器可以营造合适湿度的环境，也可以用热毛巾温热眼部，防止室内过于干燥。

虽然室内保持一定的湿度是必须的，但是这不是解决眼泪出现问题的干眼症的根本方法。如果你的眼泪质量出了问题的话，可以去眼科开一些合适的滴眼液。自己购买的滴眼液可能不适合使用。一直保持湿润的眼睛吧！

用加湿器保持合适的湿度

眼睛和皮肤需要的湿度为45%~55%。当湿度降到40%以下的时候，可以用加湿器调节湿度。

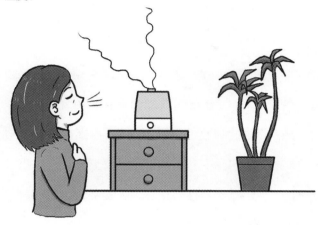

注意不要在暖气和冷气的风口处

如果办公室或房间的湿度过低，干眼症会变得更加严重。

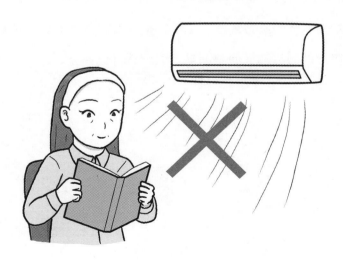

泡澡可以放松眼睛和身心

　　长时间盯着计算机和手机会让眼睛过于干燥，引起干眼症，出现眼部疼痛和炎症等症状。泡澡时，在湿度和温度都很高的状态下，就像是给干眼症做了一次蒸汽浴一样，有利于缓解眼部症状。

　　洗澡时，使用浴室内的喷雾淋浴，喷射温度高的喷雾，可以起到放松眼睛的作用。

　　躺在浴缸内泡澡时，可以使用发热眼罩或敷热毛巾，不仅能慢慢放松眼睛，还能缓解眼疲劳。

　　对于疲劳的眼睛来说，比起冰镇，加温更有效果。加温可以加速眼部血液流动，使眼部毛细血管获得更加充足的氧气和营养物质。

　　不仅仅在泡澡的时候，平时也可以给眼睛做加温护理。

泡澡时间

可以使用喷雾淋浴的功能提高整
个浴室的温度，使用发热眼罩或
敷热毛巾，在浴缸里慢慢放松
自己。

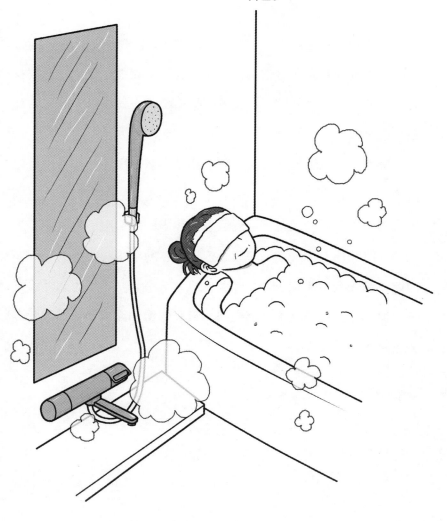

养成防止紫外线伤害眼睛的习惯！防止紫外线的方法

　　虽然为了防止紫外线伤害皮肤，很多人会做防晒，但是能够意识到紫外线也会伤害眼睛的人少之又少。有报告显示，造成皮肤衰老的80%的原因是紫外线。眼睛和皮肤一样，白天都会受到紫外线的威胁。

　　眼睛过多接触紫外线后，晶状体就会变得浑浊，容易出现白内障。因此外出时，可以佩戴防紫外线辐射的太阳镜和有防止紫外线功能的普通近视镜。最近，越来越多的隐形眼镜也开始有防止紫外线的功能。只不过隐形眼镜只能帮助黑眼球遮挡紫外线，因此建议配合太阳镜一起使用。在日本，每年7~8月的紫外线最强，但是冬天紫外线也是存在的。阴天的紫外线也很强，因此阴天也需要防晒。

日间最大紫外线（UV）观测值的年度变化

通过紫外线（UV）的观测值，可以很容易知道紫外线对人体的影响程度，可以将紫外线的强度指标化。世界卫生组织推荐使用UV指数来制定应对紫外线的措施。

观测地点：筑波（2015年）

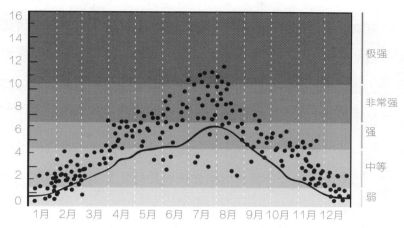

※摘自：气象厅"日间最大UV观测值的年度变化"
http://www.data.jma.go.jp/gmd/env/uvhp/link_daily_uvindex_obs.html

11+	极强	尽量不要白天出门
8~10	非常强	
6~7	强	白天外出时尽量走阴凉的地方
3~8	中等	
1~2	弱	可以在户外放心地活动

※摘自：根据UV观测值采取的防紫外线对策（参考：环境省"紫外线环境保健指南"）

紫外线的反射率

不要忽略地面反射的紫外线！

※摘自：气象厅
http://www.data.jma.go.jp/gmd/env/uvhp/3-76uvindex_mini.html

反射率	
刚下的雪	80%
沙漠	10%~25%
柏油路	10%
水面	10%~20%
草地、土地	10%以下

选择和使用滴眼液的方法

如果出现老花眼和眼疲劳的话，可以补充含有维生素B_{12}的滴眼液，来增强睫状肌的聚焦能力、调节能力，同时还可以缓解眼疲劳。随着年龄的增加，眼泪的性质发生变化，也是造成眼疲劳的一种原因。

最近，出现了能够改善眼泪性质、保持眼部湿润的滴眼液。

瑞巴派特滴眼液，具有增加黏蛋白和修复黏膜的作用，可以有效缓解干眼症引起的疼痛及炎症。

地夸磷索四钠滴眼液可以补充黏蛋白，除了能够促进黏蛋白分泌，还能促进水分分泌，此外和瑞巴派特滴眼液一样，地夸磷索四钠滴眼液也可以修复眼球表面的黏膜。另外，以前使用的透明质酸钠滴眼液中所含的透明质酸的锁水效果可以让眼睛保持湿润。不论哪个眼科都可以开这种滴眼液，因此不仅是老花眼，如果出现眼部疼痛、不舒服的状况，建议去医院就诊。

滴眼液的使用方法

①　将手洗净，手指轻轻拉开下眼皮，确保能
　　滴一滴滴眼液进眼眶。

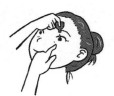

②　滴入滴眼液后，轻轻按压眼睛，并且闭眼
　　几分钟。

通常闭眼5分钟，滴眼液就能完全浸透眼球
的组织，如果觉得5分钟太长的话，可以缩短
至3.5~4分钟，不过最低也要闭眼3分钟。滴
入滴眼液后，如果眨眼的话，滴眼液会流到
鼻腔、喉咙，因此尽量不要眨眼。

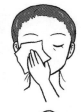

③　用纸巾擦去从眼睛里流出的滴眼液。

单手握拳，用拳头拉开下眼皮，拿着滴眼液
的手固定在拳头上方，就可以比较轻松地滴
入滴眼液。

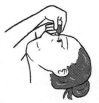

·滴滴眼液时，药液瓶不要碰到睫毛，否则可能会让细菌进入滴眼液。
·根据滴眼液的种类，可能会有需要滴2~3滴的，要谨遵医嘱。
·如果需要使用2种以上的滴眼液，滴药的时间需要间隔5分钟以上。
·不同种类的滴眼液使用方法不同，因此必须和医生确认。

※ 瑞巴派特滴眼液

瑞巴派特滴眼液有增加黏蛋白和修复黏膜的效果，可以缓解干眼症引起的
眼部疼痛和炎症。之前一直被当作胃药使用，因此很多人不知道这种滴眼
液的名字。研发人员知道了眼球的黏膜和胃部黏膜含有相同类型的黏蛋白
后，就研发出了含有这种药物的滴眼液。

空闲时间不要玩手机

在乘坐电车、巴士或者自己吃午饭的5~15分钟空闲时间时，你是不是会用手机打发时间？事实上，空闲时间玩手机，是让你的手机老花眼更加严重的原因之一。而且，用手机玩单人游戏和对战游戏，刷社交软件，让很多二十几岁至四十几岁的人越来越离不开手机。外出时，一边走路一边盯着手机屏幕，会让焦点固定在手边，使睫状肌长期处于紧张状态。这样发展下去，很有可能在四十几岁时，一下子变成老花眼。而且，一直盯着手机屏幕，会完全注意不到周围的危险，可能会出现严重的事故，因此绝对不可以边走边看手机。

空闲时间不要玩手机，可以利用空闲时间做远近训练（参见第90~91页）放松眼睛。为了防止过度用眼，设立一个休息眼睛的日子吧！

可能会导致发生严重的事故，
因此绝对不能边走边玩手机！

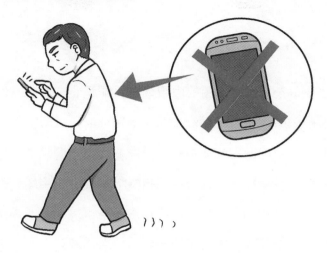

**空闲时间不要玩手机！
防止过度用眼，设定一个休息眼睛的日子吧！**

空闲时间不要玩手机，换为做眼部训练来放松眼睛吧！

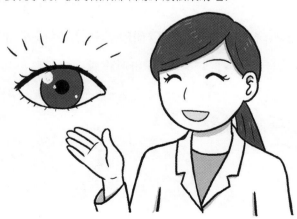

让眼睛休息，提高睡眠质量

　　想要让每天被过度使用的眼睛休息，睡眠非常重要。但是，并不是说睡眠时间越长就越好，而是要保证高质量的睡眠。睡眠状态分两种，较浅的雷姆期睡眠和较深的非雷姆期睡眠，两种睡眠状态的循环时间为1.5小时，保证睡眠时间是1.5的倍数，就可以保证高质量的睡眠时间。

　　有这样一种说法，体内生物钟的循环周期为25小时，早上照射阳光就可以重置1小时的偏差。早上照射阳光后，身体会停止分泌睡眠激素褪黑素，到了晚上，大脑会下达开始分泌睡眠激素褪黑素的指令。

　　晚上，如果想要保证高质量的睡眠，白天需要适度运动身体，晚餐时间要离睡觉时间至少2小时。最近，有这样的说法，早上服用良性蛋白质可以提高睡眠质量。因此，建议早上喝富含良性蛋白质的牛奶或含有氨基酸、骨胶原的酸奶。

如何提高睡眠质量

· 早上起床后，马上晒太阳

让睡眠激素褪黑素变得更加活跃，晚上提高睡眠质量。

· 早上摄取良性蛋白质

早上摄入良性蛋白质，可以提高睡眠质量。摄取可以影响睡眠质量的色氨酸15小时后，会开始分泌褪黑素。早餐多吃一些富含色氨酸的蛋白质（牛奶、奶酪、纳豆、鸡蛋等）吧！

最近富含氨基酸、骨胶原的酸奶也出现在了餐桌上，可以摄入高效氨基酸。

· 晚上不要照射强光

和早上相反，到了晚上，关掉室内照明后，不要照射电视机、手机和平板电脑发射的强光。

· 睡前身体保持一定的温度

睡前1~2小时，通过泡澡、拉伸、按摩等方法，保证体温。

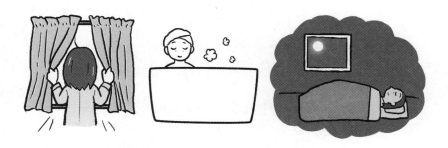

随着年龄的增加，睡眠时间有缩短的倾向

日本成年人的标准睡眠时间为6~8小时。45岁约为6.5小时，65岁约为6小时，随着年龄的增加，平均睡眠时间越来越短，按照自己现在年龄的标准睡眠时间，调整自己起床和入睡的时间，提高睡眠质量。

※日本厚生劳动省健康局 "健康的身体所需要的睡眠时间指南2014"（2014年3月）

结语

从远古开始，对于人类来说，视觉就非常重要。它不仅可以帮助我们在日常生活中捕捉猎物，让我们活下去，还可以帮我们打退敌人。

即便到了现在视觉对人类来说还是非常重要。利用视觉重要性的工具日新月异，不断进步。近年来，智能手机，使用3D成像的VR技术，以及智能眼镜等科学技术日新月异，也正是因为如此，我们的眼睛处于过度使用的环境。

据推测，到2050年，近视人数约占全人类的49.8%，接近失明的近视人数约占10%，即9亿3800万人。之所以这50年间近视人口成倍增长，是因为过度依赖视觉的现代环境。

如果我们不有意识地改善这个过度严峻的环境，今后视力一定会变得越来越糟糕。

近视人数增加是世界性问题，过度用眼不仅会出现老花眼，很有可能会剥夺年轻一代的视力。现阶段熟知的预防方式是室外活动。不管是足球、橄榄球，还是骑自行车、散步等，都可以。在室外运动时，视点不断移动，阳光还会刺激激素分泌，抑制近视眼不断恶化。

我一直在考虑，如何通过科学的眼部训练，应对老花眼和近视眼。

日本Y's science clinic广尾医院院长

林田康隆

● 主编介绍

日比野佐和子

日本医疗法人再生未来R science clinic广尾医院院长，医学博士。兼任大阪大学医学部研究生院临床遗传基因治疗学特任副教授。内科医生，皮肤科医生，眼科医生，抗衰老医生（日本抗增龄医学会认证的专门医）。毕业于大阪大学医学部研究生院，已修完博士课程。曾担任同志社大学抗衰老研究中心讲师、森之宫医疗大学保健医疗学部副教授、路易斯·巴斯德医学研究中心基础研究部抗衰老医学科研究室室长等职务，2013年出任院长。

出版图书包括：《每一天都要做眼部训练》（扶桑社）、《9成的老花眼可以自我治愈》（KADOKAWA/中经出版）、《眼睛重返年轻！5种最新的眼部训练方法》（主妇和生活社）等。

林田康隆

日本Y's science clinic广尾医院院长，医学博士。NTT西日本医院眼科门诊主任医师（非坐班），大阪警察医院眼科手术顾问（非坐班），日本眼科协会认证的眼科专门医。毕业于兵库医科大学医学部医学科，在大阪大学医学部研究生院修完博士课程后，2017年至今相继出任了国立大阪医院（现独立行政法人国立医院机构大阪医疗中心）、大阪大学医学部附属医院、美国佛罗里达州迈阿密研究中心、大阪大学医学部附属医院未来医疗中心特任助教。

出版图书包括：《老花眼可以自己治疗！眼球训练》（宝岛社）、《从40岁开始养成的对眼睛有益的习惯》（青春出版社）、《眼科医生不推荐市面上的滴眼液》（广济堂出版社）。